先天性疾患による発達障害のことがわかる本

# プラダー・ウィリー症候群

監修／長谷川知子［臨床遺伝専門医］

健康ライブラリー スペシャル

講談社

# プラダー・ウィリー症候群
## 先天性疾患による発達障害のことがわかる本

目次

## 第3章◎トラブルを避けるために注意すること……49



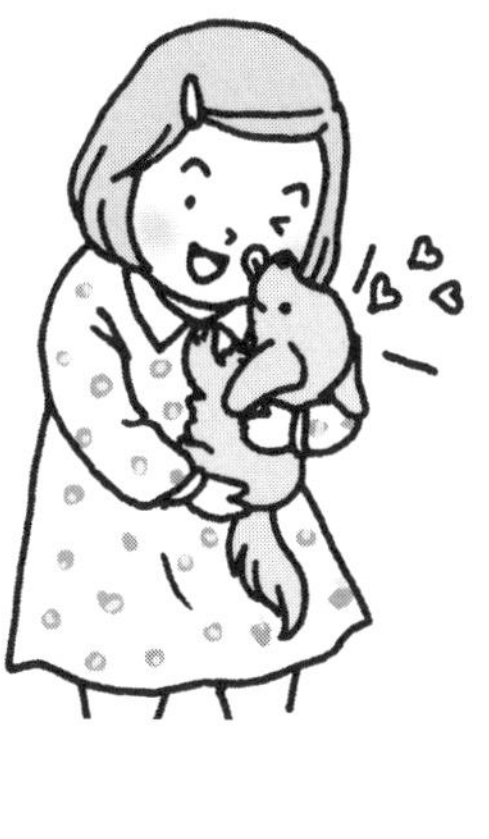

## 第4章◎周囲の対応で暮らしやすくなる……79



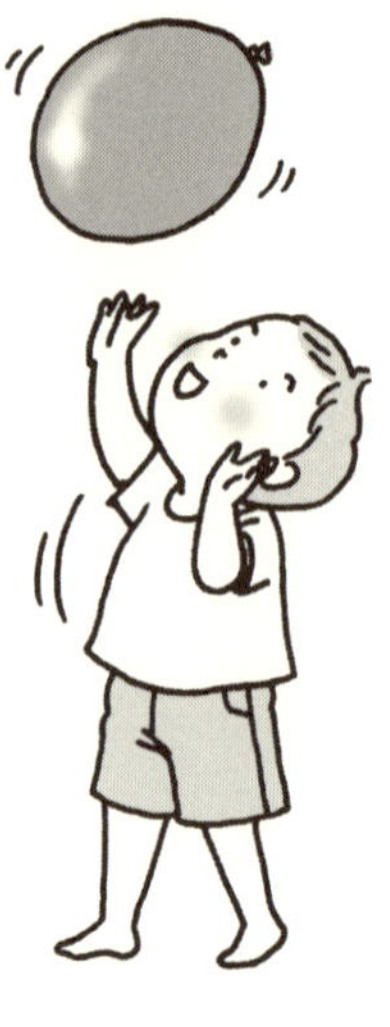

## 第5章◎対症療法と認知行動療法を中心に……101

## 第6章◎運動と食事の工夫で太りすぎを改善する……123

# プラダー・ウィリー症候群

## 先天性疾患による発達障害のことがわかる本

装丁　小林はるひ
装画　橋本千鶴
本文イラスト　秋田綾子
千田和幸
本文デザイン　小島由記子
編集協力　オフィス201

# まえがき

プラダー・ウィリー症候群という病気は、まだほとんど知られていません。一般の人だけでなく、医療関係者にも、この病気の知識があまり普及していないようですし、研究も進んでいません。少しは知っているという人でも、プラダー・ウィリー症候群（以下ＰＷＳと表記）は食欲がコントロールできず太ってしまう病気、という知識にとどまっていたりします。

じつは、ＰＷＳは肥満の問題はさることながら、社会に適応しにくい問題のほうが、深刻です。ＰＷＳの人たちは認知のしかたが少し変わっているため、周囲の人々には思いもよらない行動としてあらわれ、トラブルを起こしがちなのです。しかし認知は目に見えにくい特性なので、この病気のことを知らない人達からは、「困った子」「親のしつけがなっていない」などと誤解されてしまいます。

こうした誤解で、ＰＷＳの人や家族は、つらい日々を送っています。とくに大人になってからは、就労、自立など、多くの難問と格闘していかねばなりません。ＰＷＳは小児科では早くに診断ができて医学的治療もおこなわれていますが、成人になると積極的に治療をおこなう医療機関は少なく、研究もまだ進んでいないのです。また、子どものうちでも、行動の問題を引き起こすもとにある「認知」についての治療が受けられるところを探すのは大変です。その治療ができる医師や心理士が、まだほとんどいないからです。

いま、発達障害のうち、自閉症、ＡＤＨＤ、ＬＤ、アスペルガー症候群がようやく注目され、特別支援教育も始まりました。ＰＷＳも発達障害のひとつですから、社会の理解と支援が必要です。障害とは本人にあるのではなく、周囲の人々の理解不足にあると言っても過言ではないからです。

私はかつて静岡県立こども病院で、臨床遺伝専門医として、遺伝子の変化による疾患がある子どもたちを診てきました。現在は療育センターでＰＷＳの子どもたちや大人を診ていいます。その経験から、ＰＷＳの人を受容することの大切さを思います。受容とは、ありのままを愛し理解するということです。そこから適切な対応が見いだせるのです。これがあれば問題は大きく減少するはずです。

ＰＷＳと診断されて、途方にくれるだけの親子は日本にどのくらいいるのでしょうか。その心を想像するにつけ、いてもたってもいられず、本書に協力することにしました。本書は、日本ではじめてのＰＷＳに関する一般書となりました。

今回、本書では認知については、加藤美朗先生にご協力いただきました。歯科については武田康男先生にご教示いただきました。この場をかりてお礼申し上げます。また、日本プラダー・ウィリー症候群協会には取材等で協力してもらっています。同協会の松本和恵さんほか、取材にご協力いただいた皆様にも感謝いたします。

たしかにＰＷＳは理解も支援も簡単な病気ではありません。最近、親御さんの努力により、ＰＷＳは「難治性疾患克服総合研究事業」として認定されました。今後は治療方法などの研究が進むことを期待しています。

長谷川知子

# 第1章

◎

# プラダー・ウィリー症候群を知っていますか

プラダー・ウィリー症候群が少しでもわかるよう、
ひとつのケースで見ていきます。

ケーススタディ

# Aくんはプラダー・ウィリー症候群だった

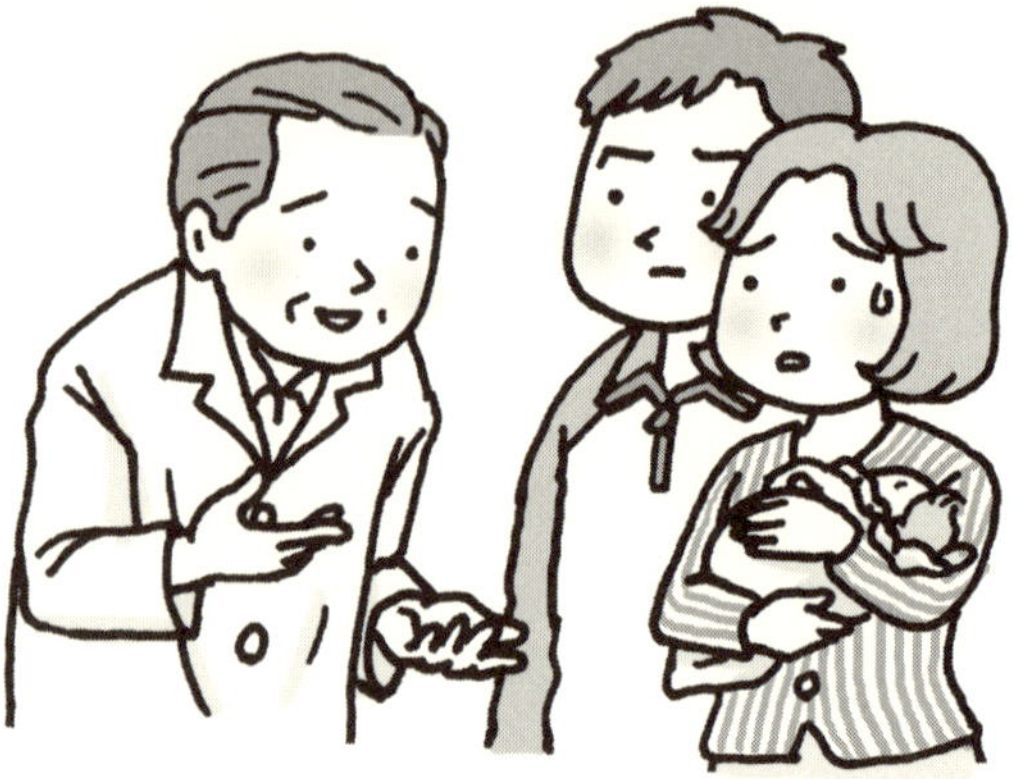

はじめての子を授かり、主治医から「先天的に虚弱なお子さんです」と告げられました。これから体調管理には十分注意しなくてはならないそうです。

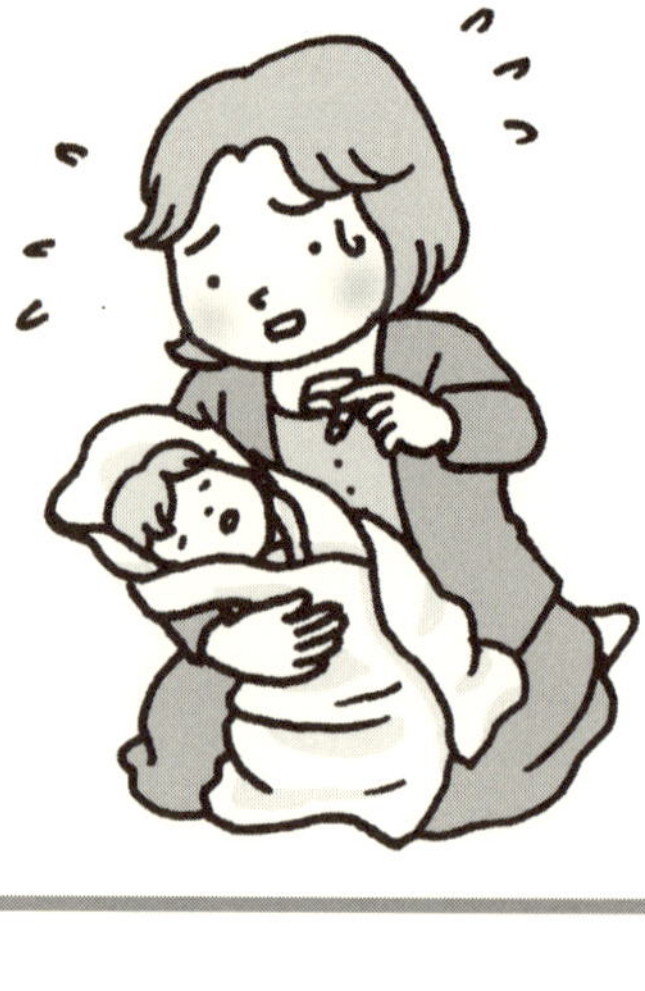

哺《ほ》乳《にゅう》する力も弱く、ミルクを飲ませるだけで1日が終わるほど。夏の暑さに発熱し、寒い冬には体温が上がらず、このまま冷たくなってしまうのかと心配しました。

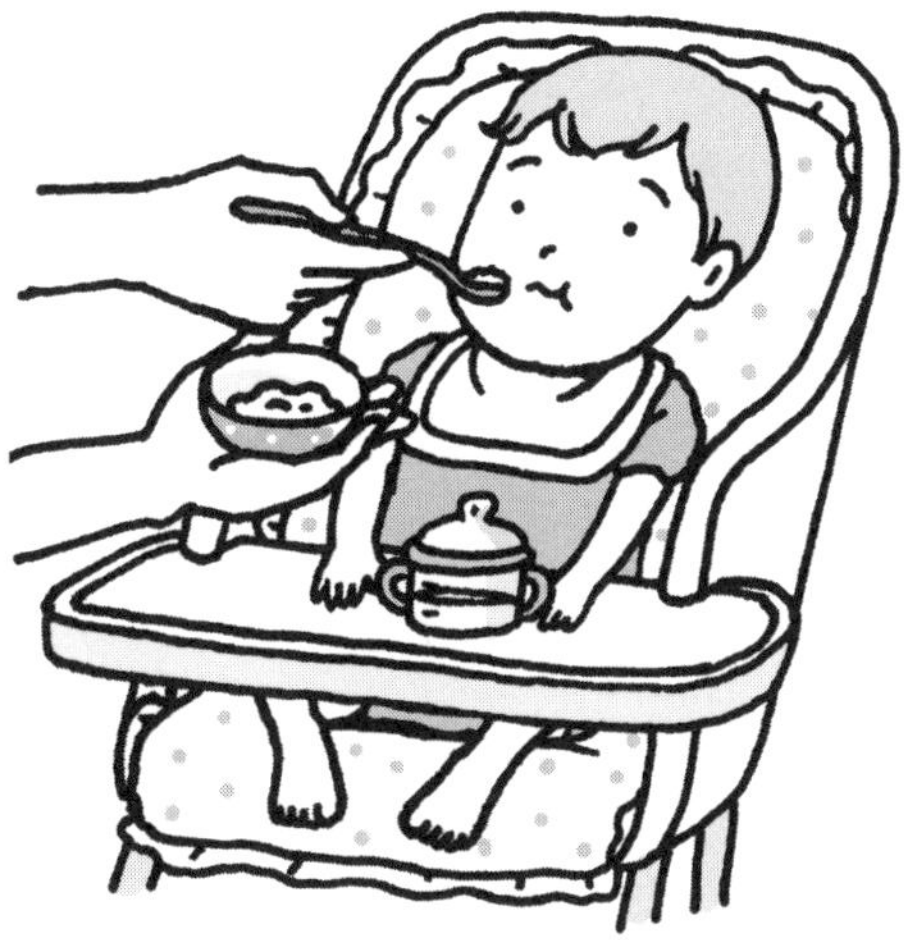

ところが離乳食を始めると、どんどん食べるようになりました。少しふっくらしてきたようです。笑いかけると笑顔でこたえ、かわいさも増してきました。

虚弱さは相変わらずで、かぜをひくとあっと言う間に肺炎になり、入院することもたびたびでした。なぜこんなに弱いのか、検査をしたのですが、なにも見つかりません。

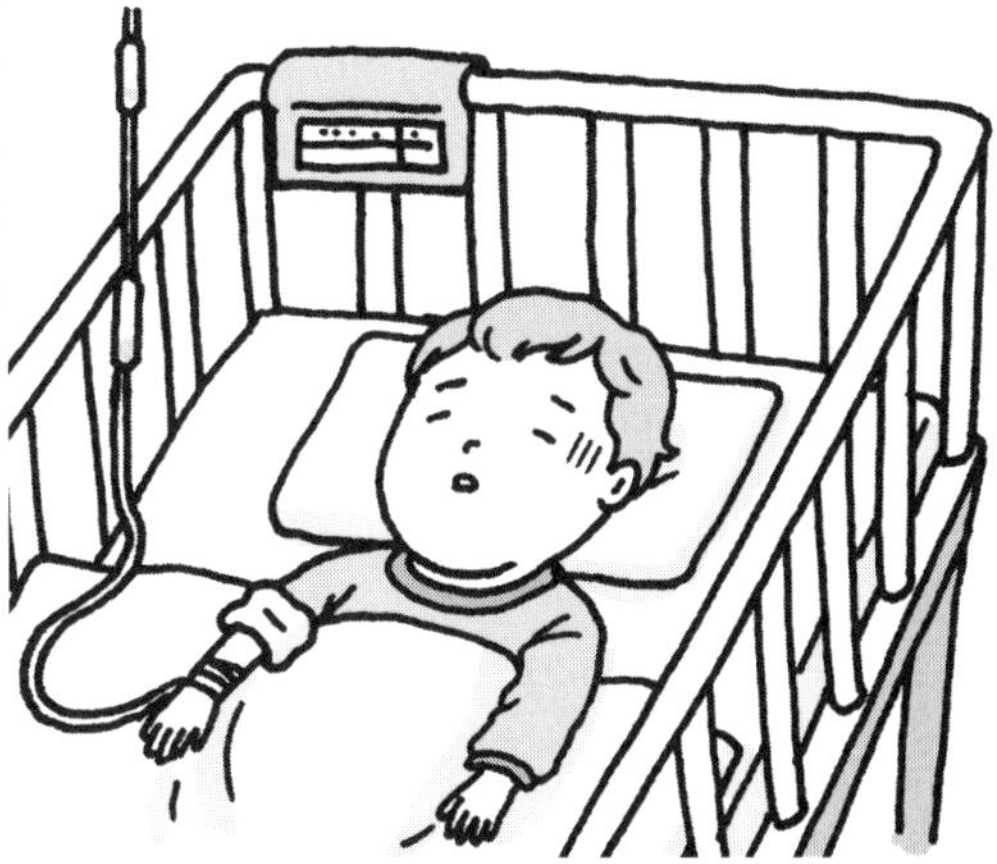

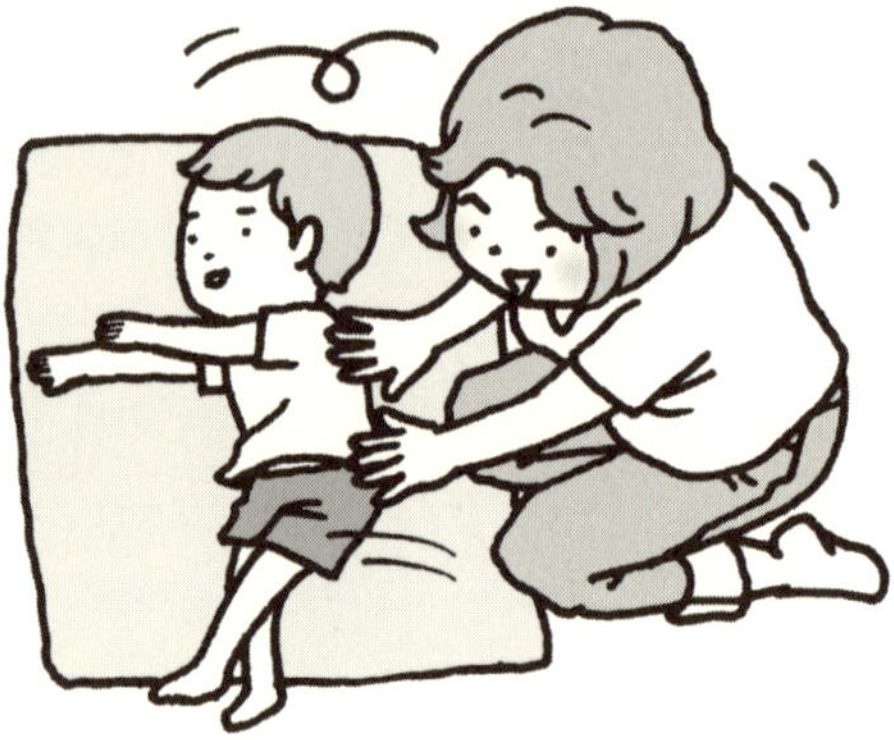

体がぐんにゃりしていて、1歳過ぎても立っちができません。こども支援センターに相談し、機能訓練をすることに。寝返り練習でゴロゴロするのは楽しそうです。

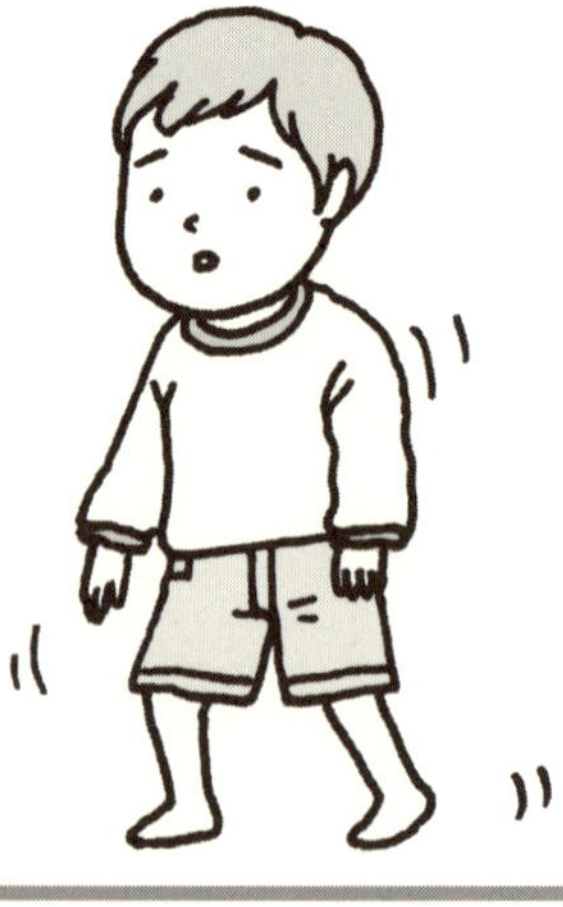

歩けるようになったのは2歳3ヵ月。この子はゆっくりと発達するタイプとは思いつつ、心配はつのります。それでも言葉を覚え、会話は通じるようになりました。

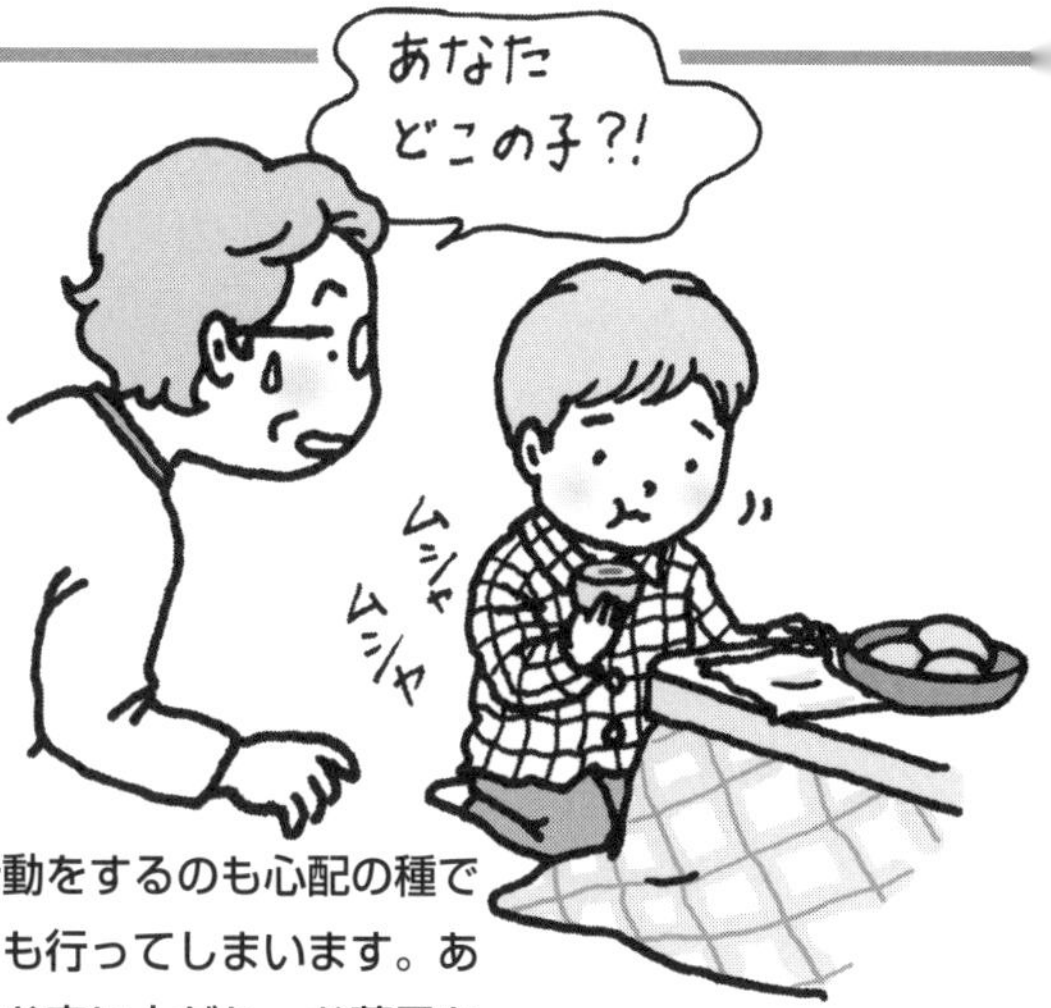


思いもよらない行動をするのも心配の種でした。どこへでも行ってしまいます。あるとき、見ず知らずのお宅に上がり、お菓子を食べていたのには、びっくりしました。

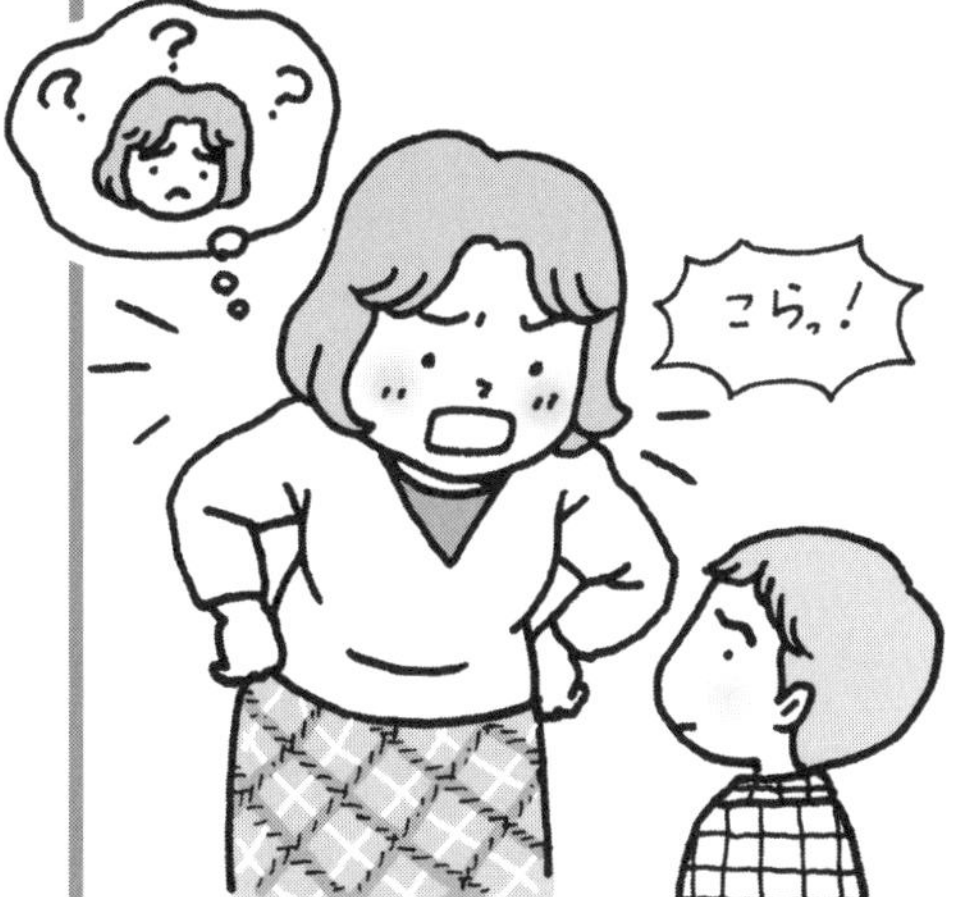


叱られたときはふてくされても、すぐにケロッとしています。なんだか変だとは思うのですが、よく説明すると、聞いてはいるようです。こちらの苦労をわかっているのでしょうか。

小学生になっても突飛な行動は減らず、保護者会では白い目で見られます。ある日、給食室の前にあったサンプルを食べてしまったと、学校に呼び出されました。

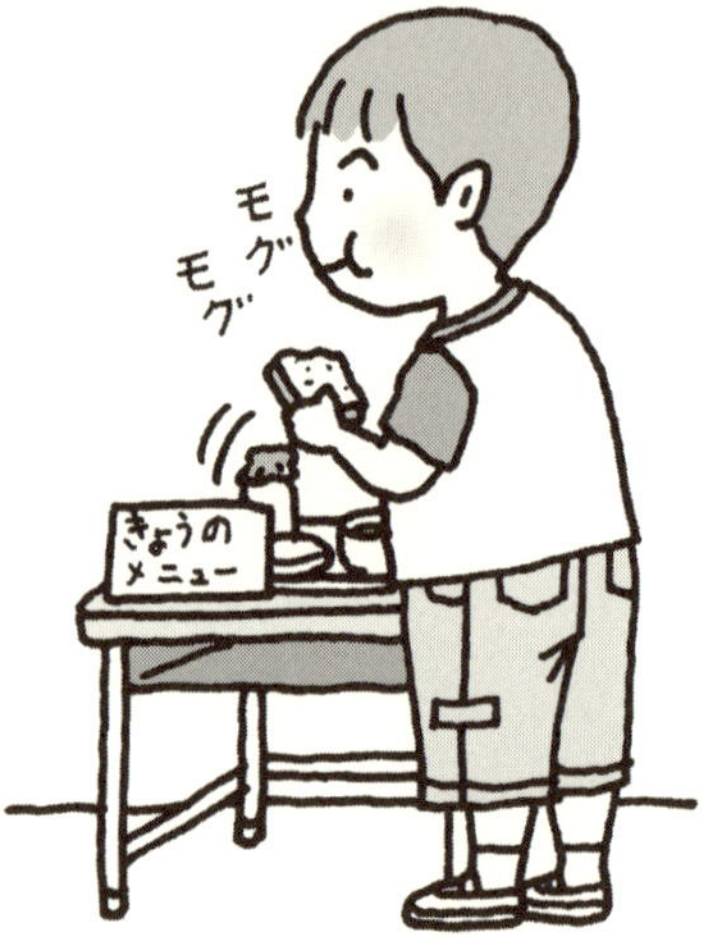


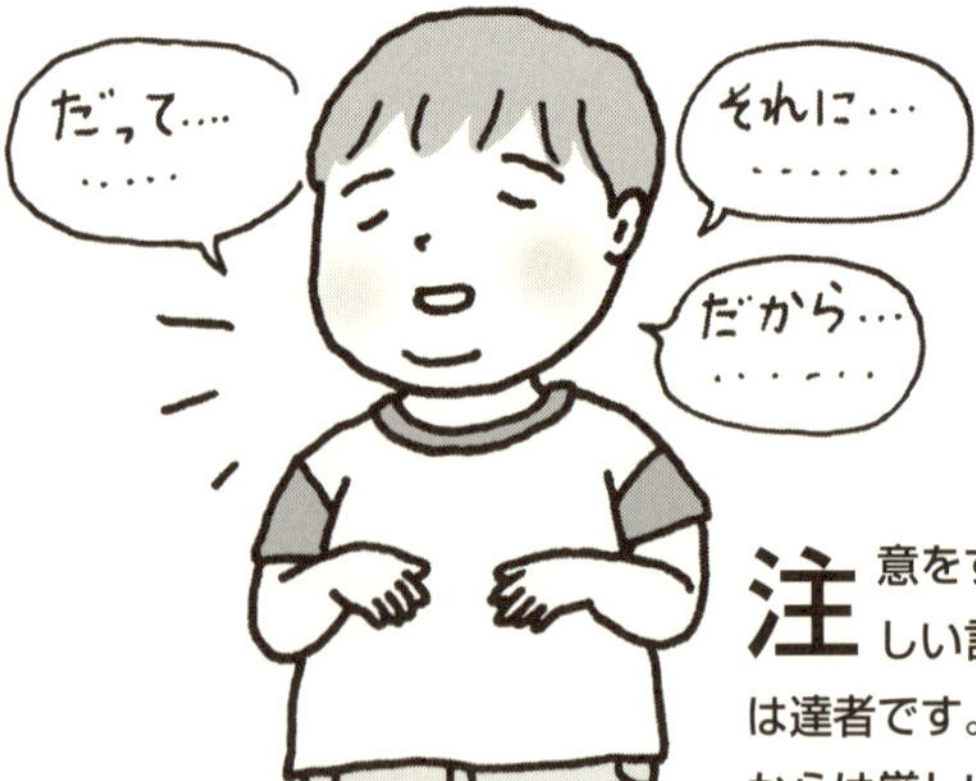


注意をすると、もっともらしい言い訳をします。口は達者です。親子ともども先生からは厳しい叱責を受けましたが、わが子のよい点も認めてくれてはいるようです。

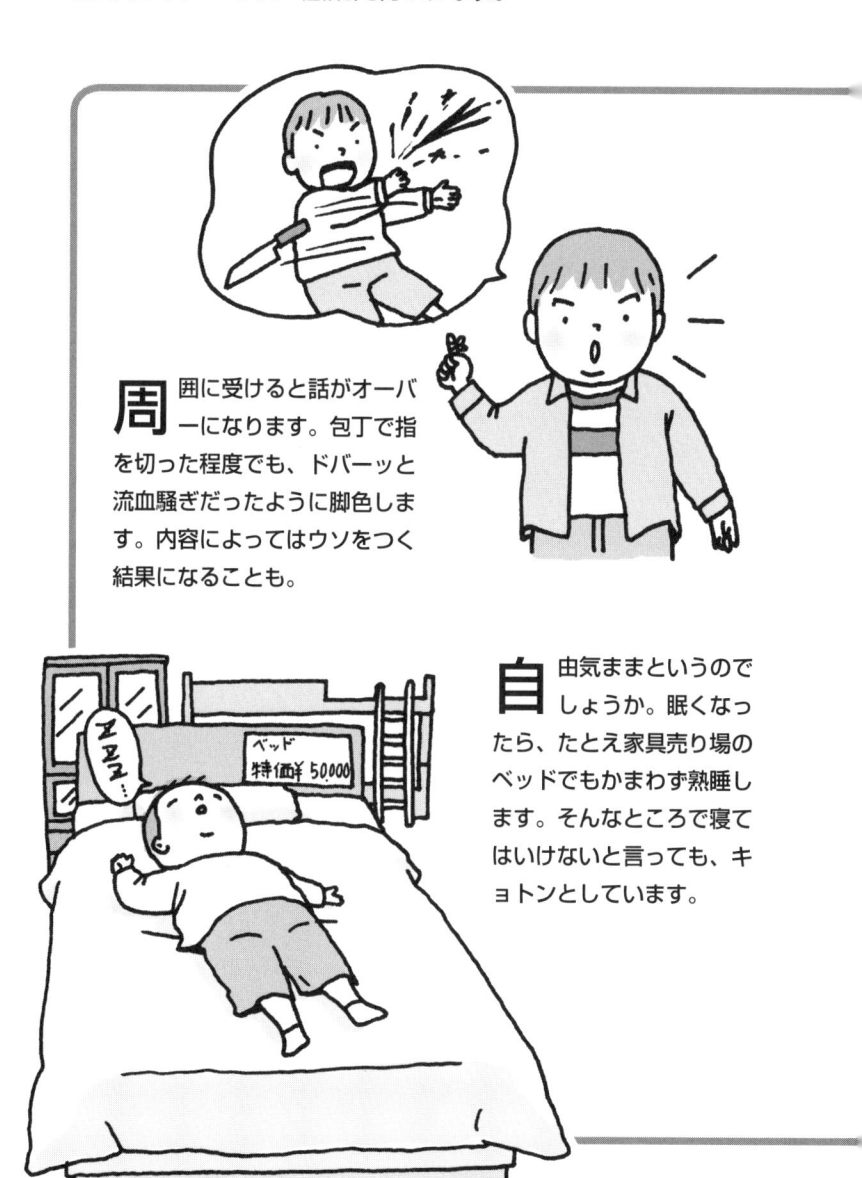

周囲に受けると話がオーバーになります。包丁で指を切った程度でも、ドバーッと流血騒ぎだったように脚色します。内容によってはウソをつく結果になることも。

自由気ままというのでしょうか。眠くなったら、たとえ家具売り場のベッドでもかまわず熟睡します。そんなところで寝てはいけないと言っても、キョトンとしています。

記憶力は悪くないのに、ごく簡単な文章題がわからなかったりします。また、ささいなことで怒りやすくなり、大声で騒ぐなど、親として気が休まりません。

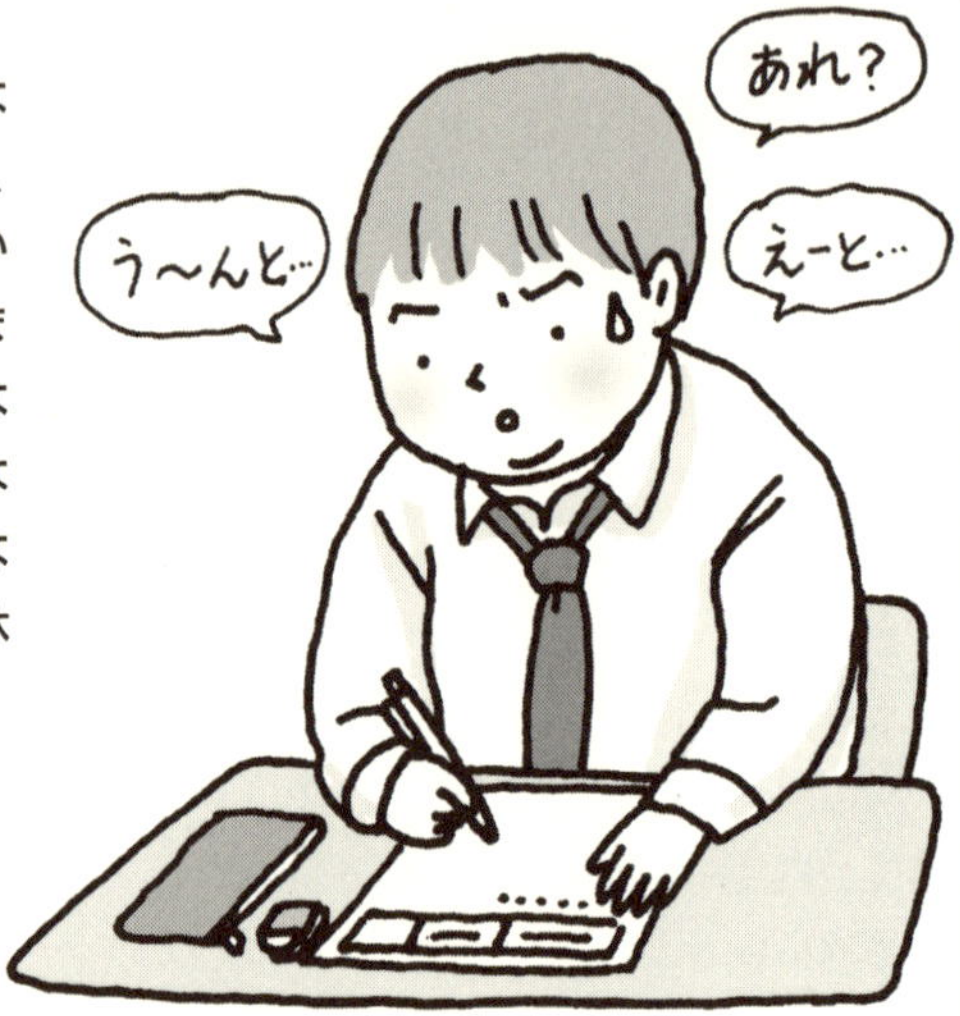


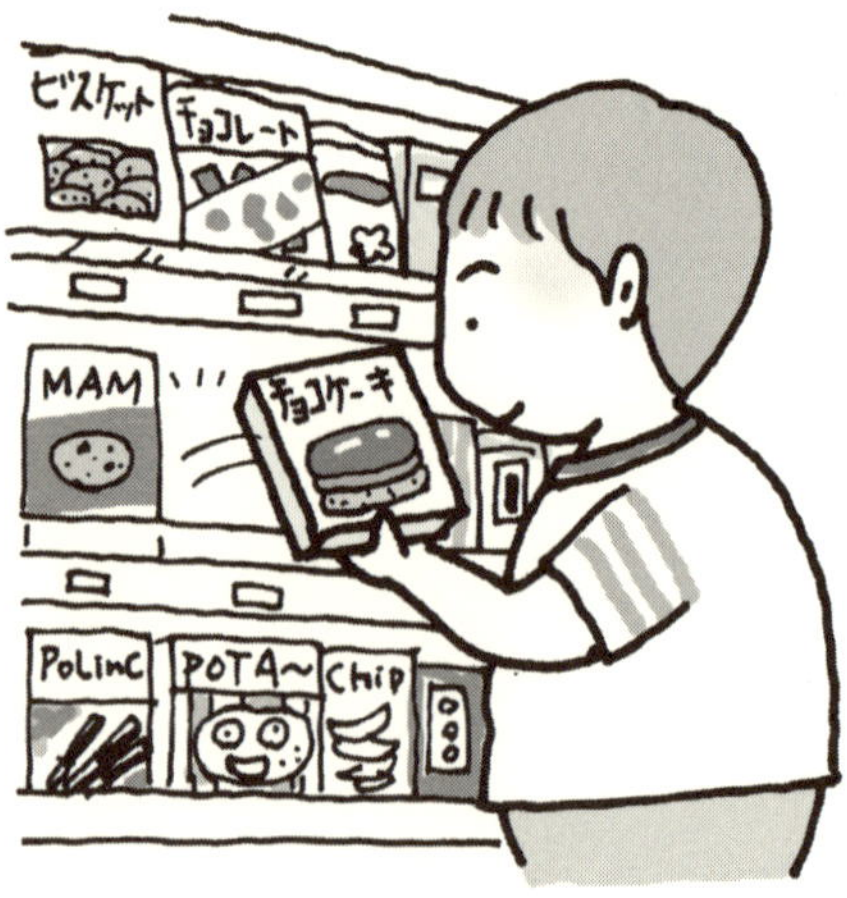


ついに、スーパーで棚からお菓子をとるという事件を起こしてしまいました。店から呼び出され、平身低頭で謝りましたが、本人は……。

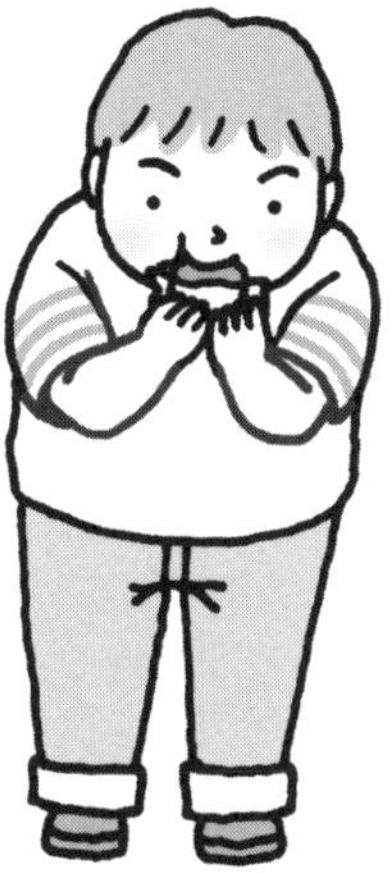

とったその場で、黙々と食べていたというのです。本人はいけないこととも思わず、食べ物のことだけしか頭になかったようなのです。その状況には驚くばかりで、まったく理解できません。

## 不可解さのもとは病気だった……

幼いころから、体調や言動になんとなく不可解なところがあって、尿・血液検査などを受けてはいました。けれども、染色体の検査にまで思いが及びませんでした。この万引き事件をきっかけに、児童相談所に行くことになり、そこで大学病院での染色体検査をすすめられたのです。

プラダー・ウィリー症候群。これが、診断された病名でした。わが子の不可解さは、病気の症状によるものだったと、はじめて知りました。

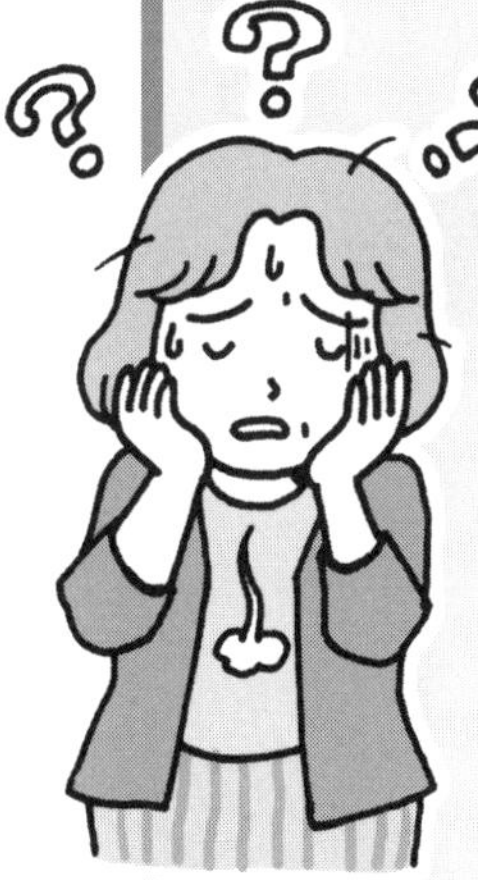

ずっと不思議に思っていた

## プラダー・ウィリー症候群にはこんな症状がある

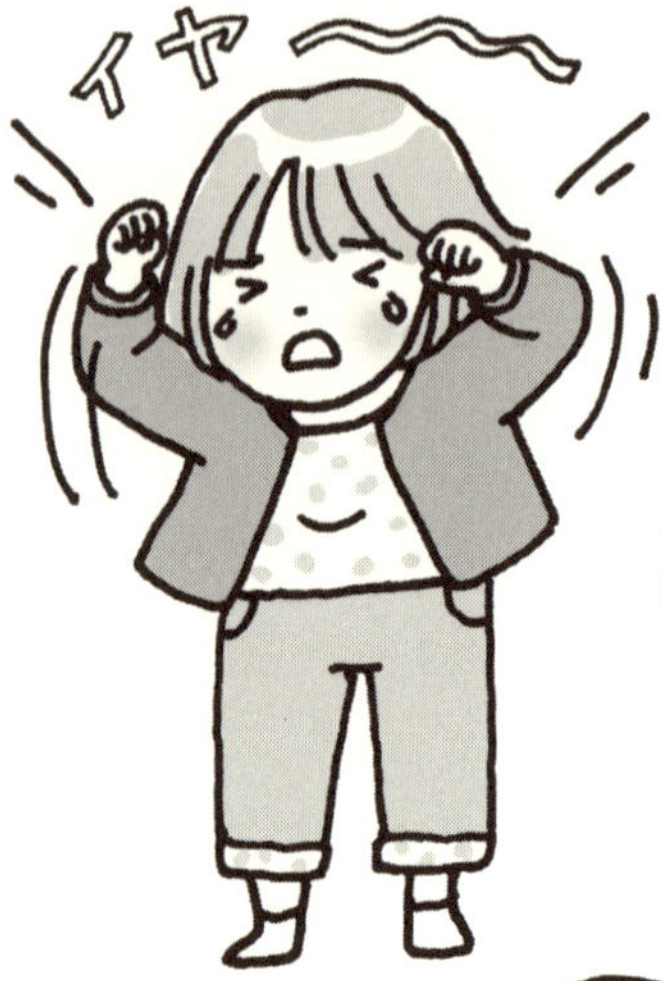


ストレスに弱い。だだをこねたり、パニックになったり、ものを投げたりする

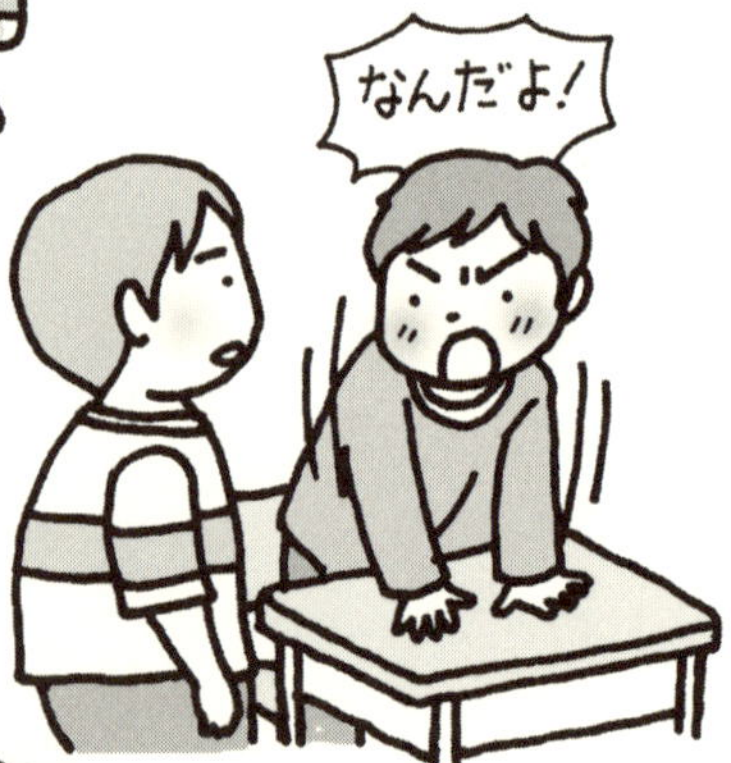


人の複雑な気持ちを読むのが苦手で相手を怒らせたりする。自己中心的でもある

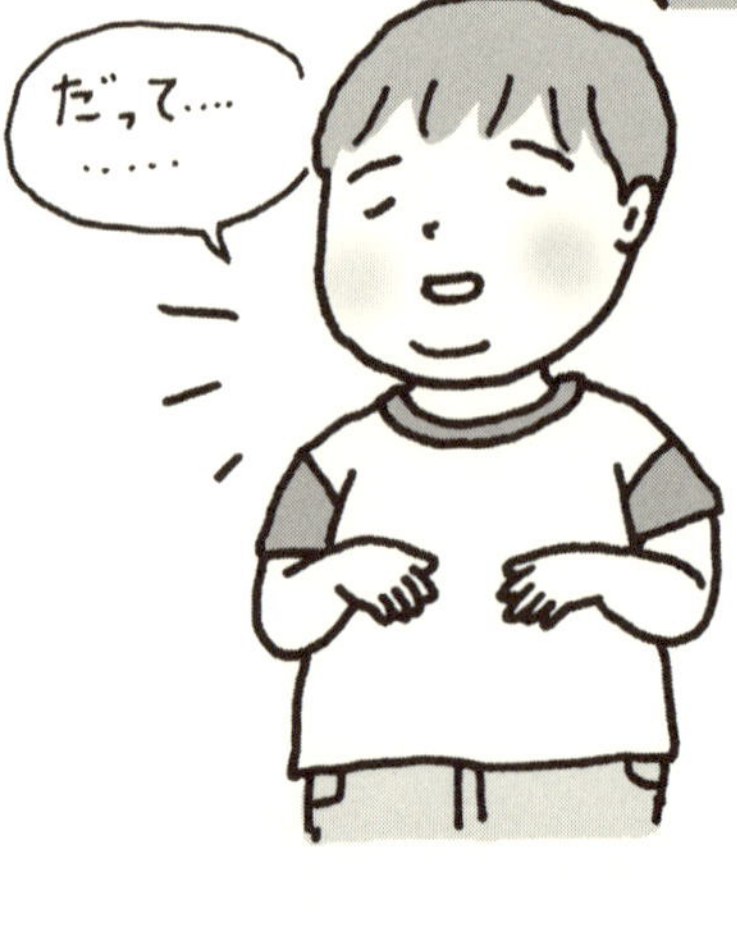


よくしゃべるが、簡単なこと以外、内容は理解していないことが多い

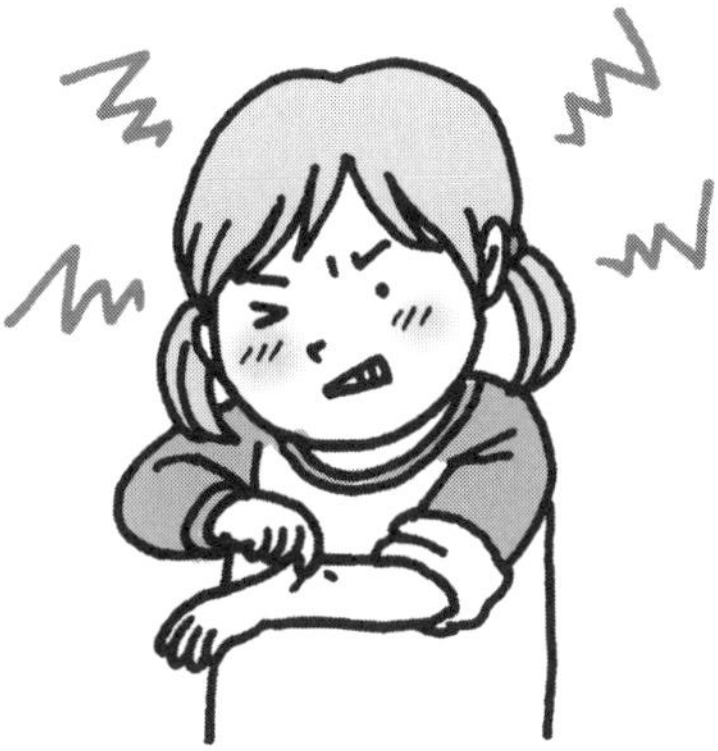

痛みには鈍感だが、かゆみには敏感。腕などをかきむしる

過食。食べるために知恵をしぼる。肥満になりやすい

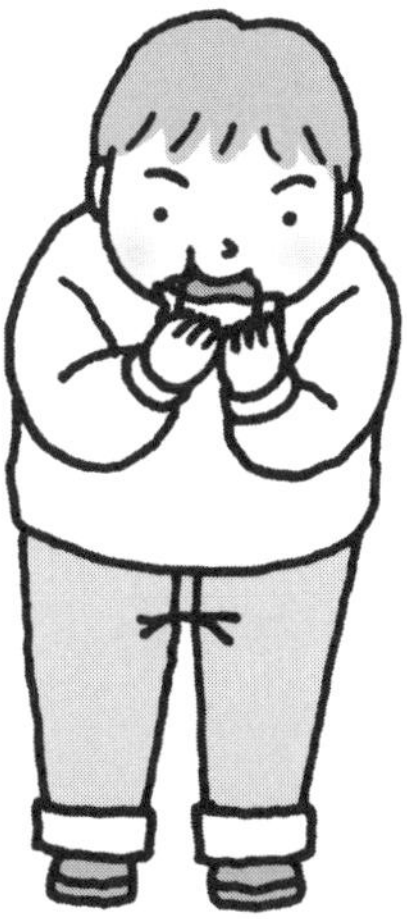

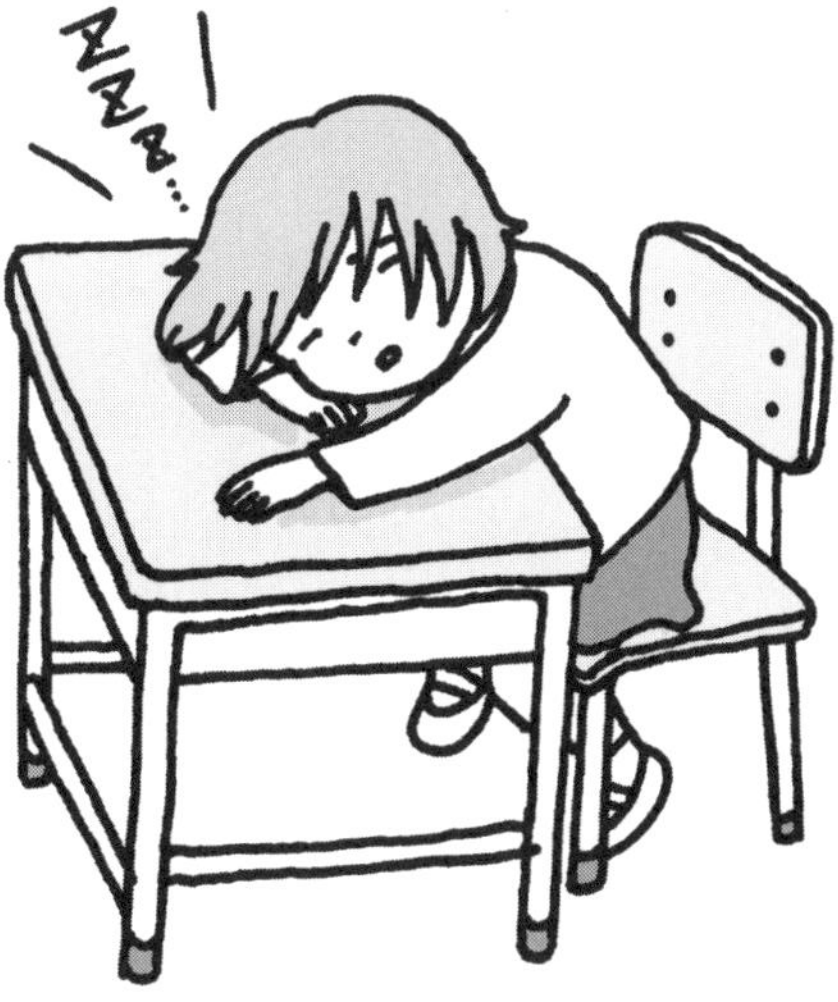

疲れやすく、睡眠リズムも不安定なので、どこででもコトンと眠ってしまう

情報を処理するのは苦手だが、丸暗記するのは得意

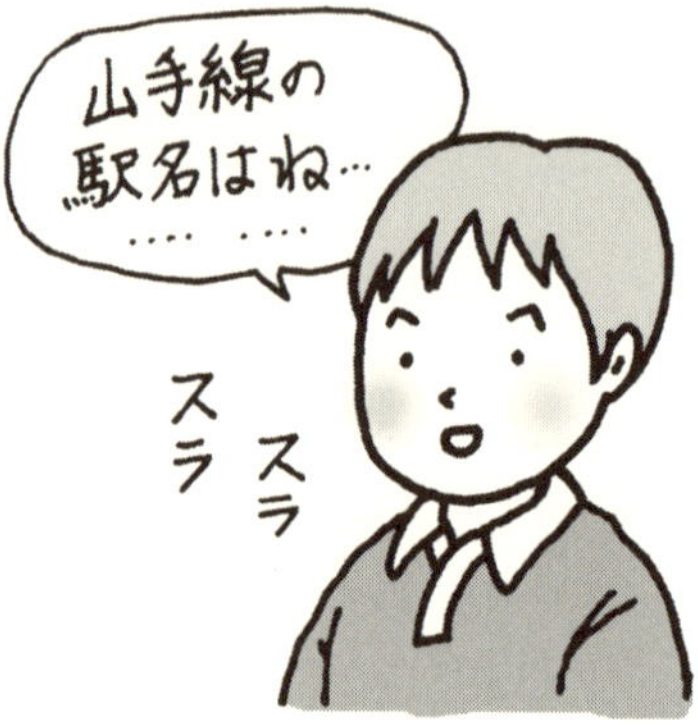


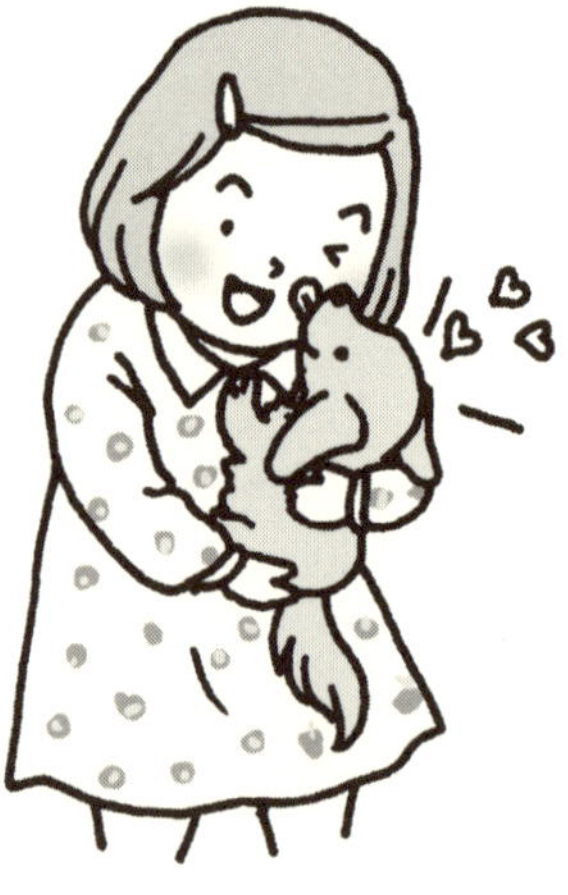

動物が大好きで、なつかれる。小さい子どもも大好きで、また好かれる

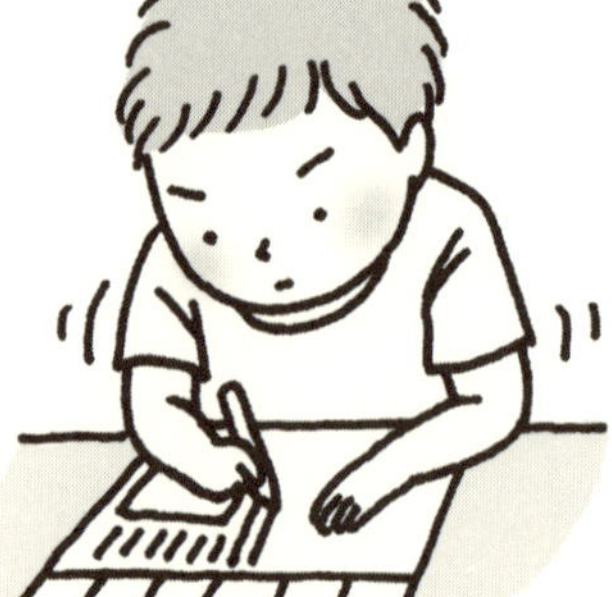

がんばり屋。作業が完成するまで休まずに続けることが多い

# 第2章

◎

# 不思議な行動は病気のせいだと気づきたい

プラダー・ウィリー症候群の特性や、
病気の原因について解説します。

## プラダー・ウィリー症候群とは

プラダー・ウィリー症候群（以下ＰＷＳと表記）は、まだあまり知られていない病気です。周囲からもわかりにくいため誤解されることが多く、社会生活や家庭生活に影響が及び、本人や家族はたいへん苦しんでいます。

ＰＷＳは発達障害のひとつですが、むしろ発達がゆっくりなので、発達遅滞といったほうが適切でしょう。また、言語が巧みな場合でも、内容がまったくわかっていないなど、発達のアンバランスさが大きいのです。

ものの見方や解釈が独特、不可解な行動をする、過食傾向など、症状は多彩で、その強弱、あらわれる時期などは個人によって大きく違います。とはいえ、もともとだれにでも個性はあるものです。そこにＰＷＳの特性が加わるので、症状が多彩になるとも考えられます。

**2つの大きな特性**

行動がトラブルにつながることがある

食欲が抑えられない

このため、一般の子以上にかかわりが必要です。

何だか
上の子と
ちがうわ…

じつはPWSだったと、ある程度の年齢になるまで、親にもわからないこともある

生まれてすぐに気づき、染色体検査でPWSだとわかることも多い

細面
手足が小さい
色が白い
ぐんにゃり
やせている
弱々しい
筋肉がついていない
外性器が小さい
手足に力がない
(筋緊張低下《きんきんちょうていか》)

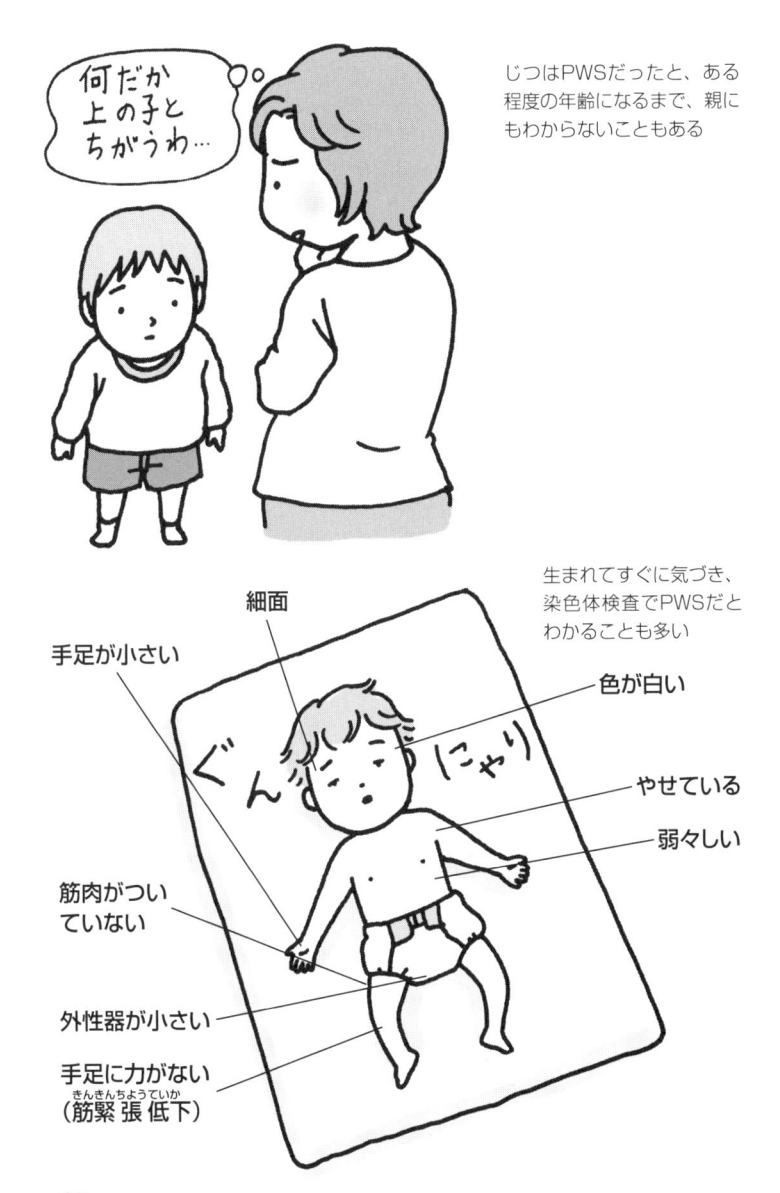

## 年齢によって変わる症状がある

症状は持続するものもありますが、成長するに伴い、身体面だけでなく行動面にもあらわれてきます。

**●出生直後から乳児期**

筋肉の量が少ないので体が支えにくく（筋緊張低下）、哺乳も困難です。チューブを使用して哺乳する場合もあります。体温調節がうまくできず、気温に左右されます。いわゆる虚弱児として、生命維持のための十分な注意が必要です。

**●幼児期**

筋緊張低下は改善され、活動的になってきます。食欲がどんどん出てきますが、肥満に進みやすくなります。ただ、食事を制限しすぎると大切な栄養素もとれなくなり、栄養失調になりかねません。食べられないストレスからパニックを起こすこともあります。低身長が認められると、成長ホルモン療法を始めます。

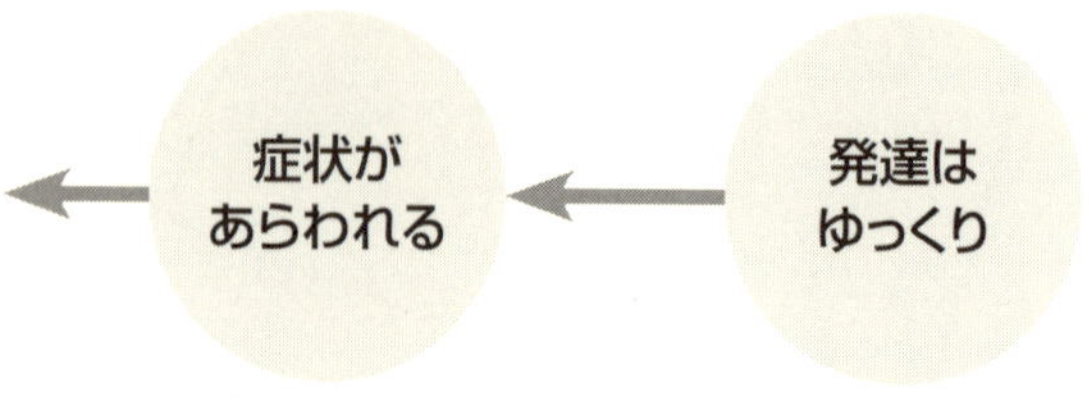

**●児童期**

小学校に通うようになると、友達とのトラブルなど、社会的な面で影響が出てきます。理解力などが見かけより弱く、衝動的という特性があるためです。また、隠れて食べるなど食べ物に関する問題も起こりがちです。運動が苦手な子も少なくありません。

**●思春期**

この時期は一般の子でも衝動性が高まります。ＰＷＳでは自分が理解されていないと感じるとパニックになることもあり、行動面で周囲とのトラブルにつながることも増えてきます。また、過食への対応がされていないと、肥満が進みます。

**●青年期以降**

過食から肥満が進みやすく、糖尿病など合併症の心配が出てきます。食の自己コントロールは困難で、周囲の協力は欠かせません。行動面の特性から就職はむずかしいのですが、対応がきちんとなされることによって、進学・就職している人もいます。

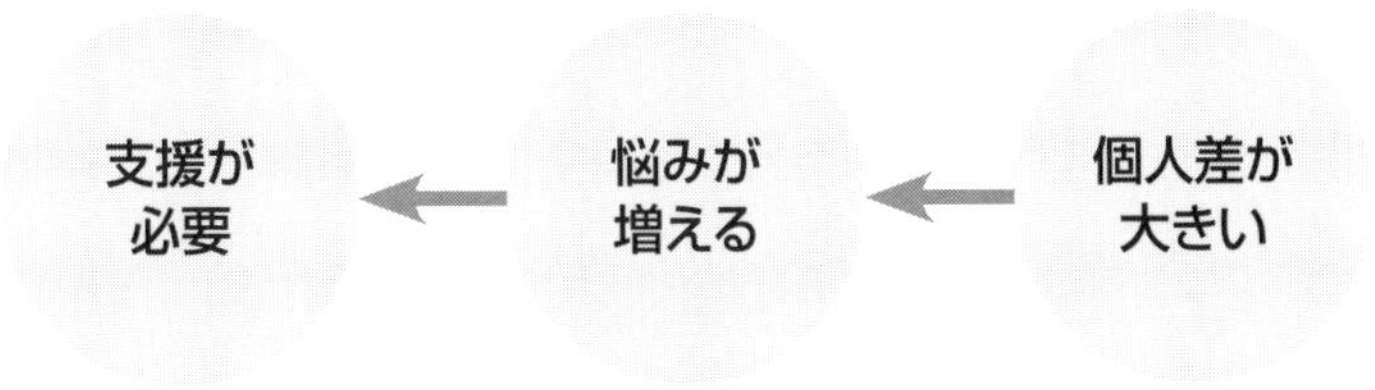

## 太りやすい特徴には多くの原因がある

多彩な症状のなかで、身体面にあらわれる症状のうち、共通しているのは太りやすいことです。その程度は人によりますが、日本人では二〇〇キログラム以上の人はまれです。

太りやすいのは主に過食のためと、筋肉量が少ないことによります。食べ物の誘惑を拒むことができず、満腹を感じにくいので制限なく食べてしまいます。ところが、筋肉量が少ないため、エネルギーの消費効率はよくありません（じつはエネルギーの多くは筋肉で消費されるのです）。いっぽう、食べすぎても嘔吐《おうと》しにくい特性があるので、すべてエネルギーとしてためてしまいます。

筋肉が少なく、肥満傾向があると、運動が苦手になります。スタミナ不足もあって運動が続けられません。これも消費エネルギーが少ない原因です。これらの結果として、摂取エネルギーが過剰になるため、太ってしまうのです。肥満は睡眠時の無呼吸や、糖尿病、心臓疾患などの病気につながるので、太りすぎないように注意が必要です。

低身長の傾向があることも共通です。そのほか感覚、体温調節、呼吸器など、左ページのような症状があります。

## 身体の症状

人によっては以下のような症状が出ないことや、程度にも差があります。

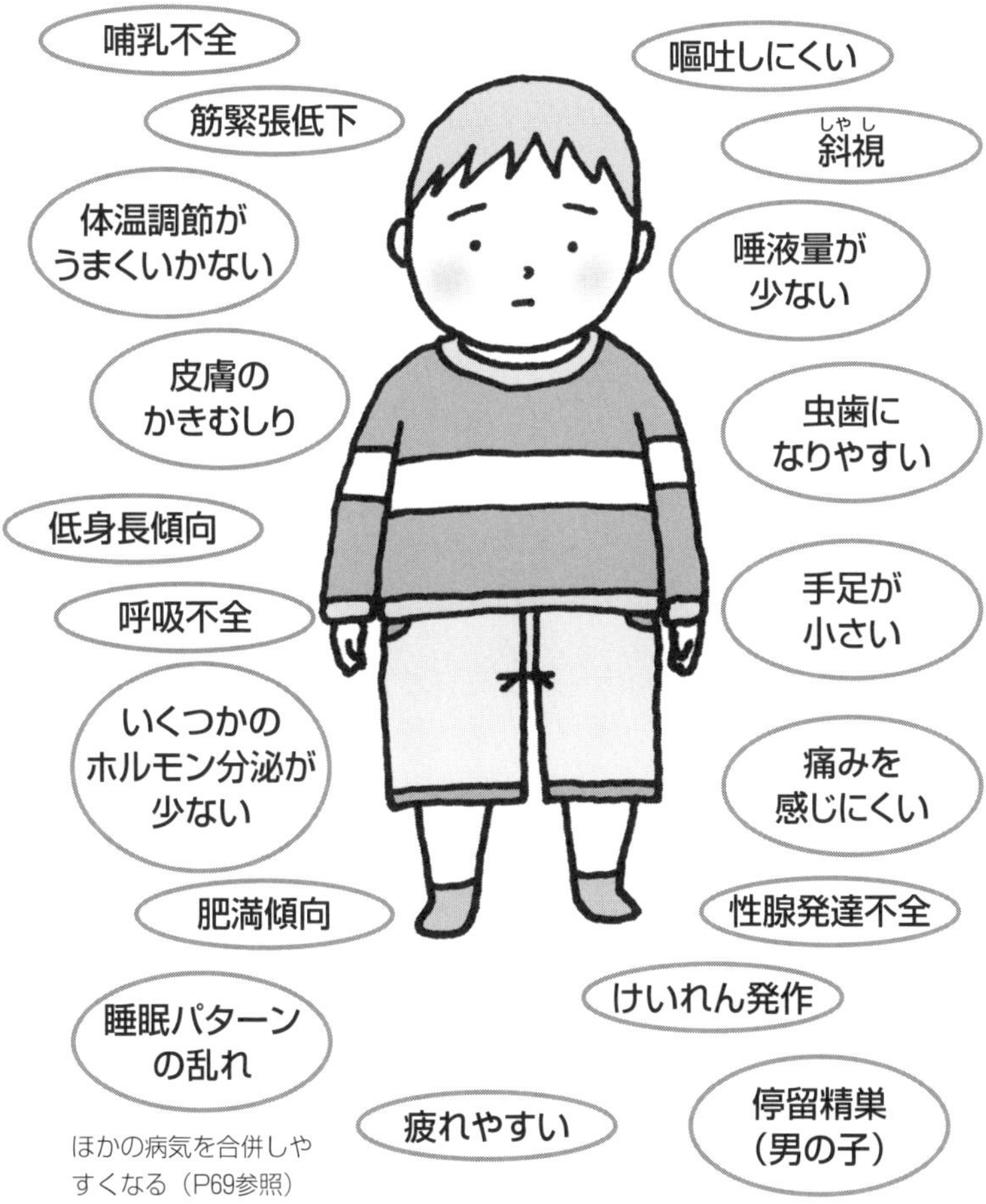
哺乳不全
嘔吐しにくい
筋緊張低下
斜視《しゃし》
体温調節がうまくいかない
唾液量が少ない
皮膚のかきむしり
虫歯になりやすい
低身長傾向
手足が小さい
呼吸不全
いくつかのホルモン分泌が少ない
痛みを感じにくい
肥満傾向
性腺発達不全
けいれん発作
睡眠パターンの乱れ
疲れやすい
停留精巣（男の子）
ほかの病気を合併しやすくなる（P69参照）

## IQのレベルには個人差がある

ＩＱでいうと六〇以下の人が多いのですが、七〇以上の人では、発達面のアンバランスが大きくなります。

たとえば時刻はわかるけれど時間がわからなかったりします。来週の土曜日などと言われても、それがどのくらい先のことなのか感じとれないため、何度も聞き直したりします。記憶力があり丸暗記は得意ですが、理解力が弱いので応用は苦手です。昔のことはよく覚えているのに、最近のことは覚えていなかったり、情報の一部が穴のあいたようにすっぽり抜けていたりします。

理解や判断がかたよるため、思いもよらない解釈をしていたりします。周囲が「勘違いだ」「間違っている」などと指摘しても、その解釈がＰＷＳの人にとっての事実なので、不安にさせたり怒らせたりするだけです。

### IQとは

知能指数と訳され、主に学業面での知能をあらわします。ただ、学校の成績にはほかの要素も考慮されるので、IQが高くても成績がいいとは必ずしもいえません。

また、知能とはIQだけでなく、知的能力と適応力のこと。ものごとを理解し、判断する力で、社会で生きていくための力です。

多くの人は八〇〜一二〇ぐらいです。

## IQが高くても……

記憶力がよいので、言われたことや書いてあることをよく覚えている。ところが意味はわかっていなかったりする

↓

理解力や判断力が弱いので、応用ができないことが多い。周囲を困らせたり、怒らせたりする → 本人は傷つき、苦しむだけの結果に

↑

周囲の人に「なぜ悪いことを何度もくり返すの」「お話ができてわかっているはずなのに」などと言われても、本人にその理由はわからない

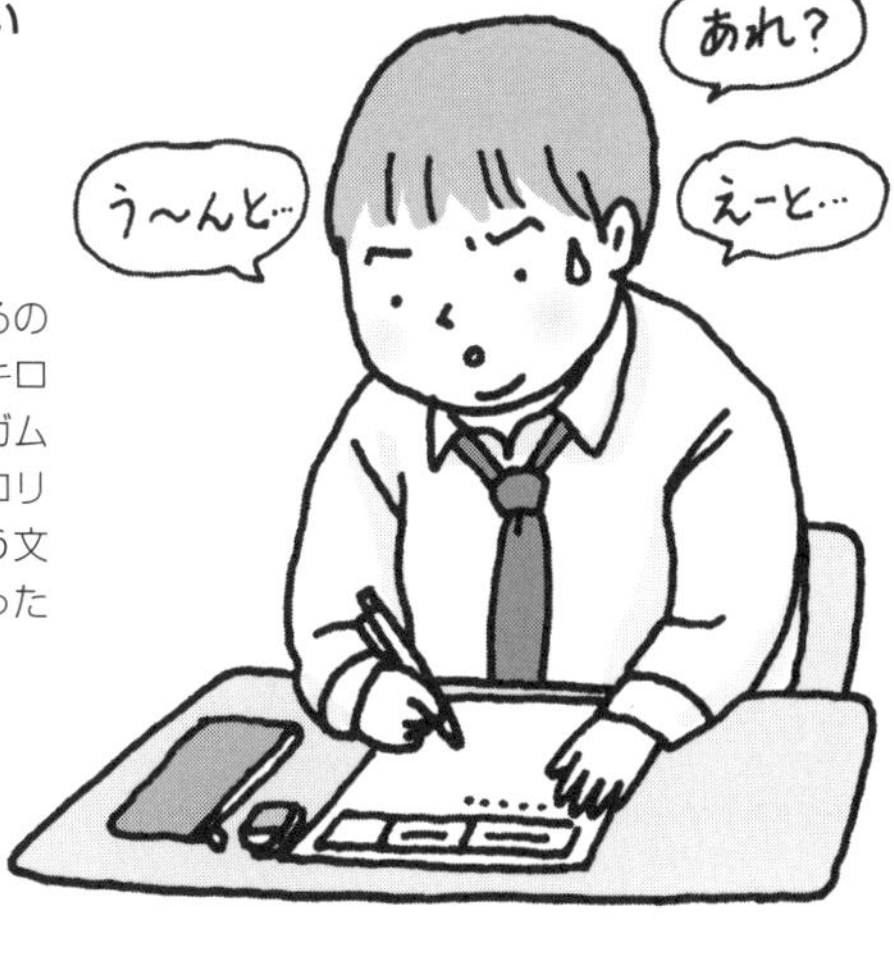


連立方程式は解けるのに「ガム１個は３キロカロリー。では、ガム２個では何キロカロリーでしょう」という文章題がわからなかったりする

## 問題となる行動には理由がある

ＰＷＳが一般に知られていないこともあって、問題となる行動が病気のせいだとはなかなか理解されません。行動を起こすときの判断が状況に合った適切なものではなく、本人がその場でした「つじつま合わせ」がもとになっているので、周囲には思いもよらない突飛な行動に見えてしまいます。いわゆる「場の空気」を読むことはできるので、つじつま合わせをしようとするのでしょう。

状況が少しでも複雑になると、判断がついていかなくなります。ところが自分なりの理屈をつけて解釈し、言い分を変えないので、わがまま、がんこに見えてしまいます。

予定の変更についていけないという特性があります。変更した後の状況が想像できず、不安に陥るので、現状維持しようとします。これが「がんこ」の一因です。さらに、完璧主義でまじめ、目標を設定すると到達するまでがんばろうとします。

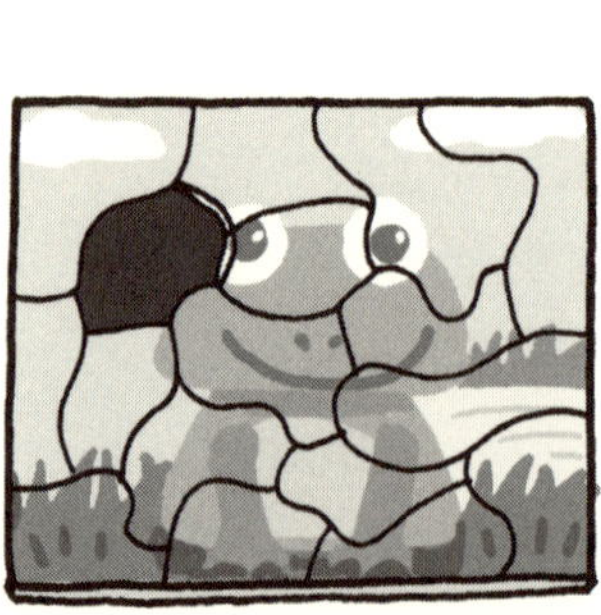

保持している情報の一部に穴があいたように抜ける部分がある。そこを自分なりの理屈で埋める

## 発達のアンバランス

### 判断力が弱い

いまこの場でこういうことを言っていいのか、していいのか、といったような判断力が弱い。それに加え、人の気持ちを読むのが苦手なので、「怒られた」以上のことが読み取れない。適切なフォローができないと、誤解はとけないまま悪循環に。

### 認知が狭くかたよっている

自分にとって必要なことしか頭に入らない。ものごとの受け止め方がかたよっているので、提案などを全面否定ととって傷ついたりする。現実と空想、自分と他人の境がわからないことがある。興味のあることが頭に「貼りついた」ようになって、ほかになにもできなくなる。

### 行動の抑制が困難

過食、パニックなど、自己をコントロールすることが苦手。さらにストレスに弱いという特性があるので、ますます過食やパニックに陥りやすい。不安や心配などがいつもあるため。

## ■本人の気持ちを聞いてみると

不可解に見える言動も、本人なりに考えることがあってこそ。自分の気持ちを表現することが苦手なのですが、たとえば、こんなふうに思っています。

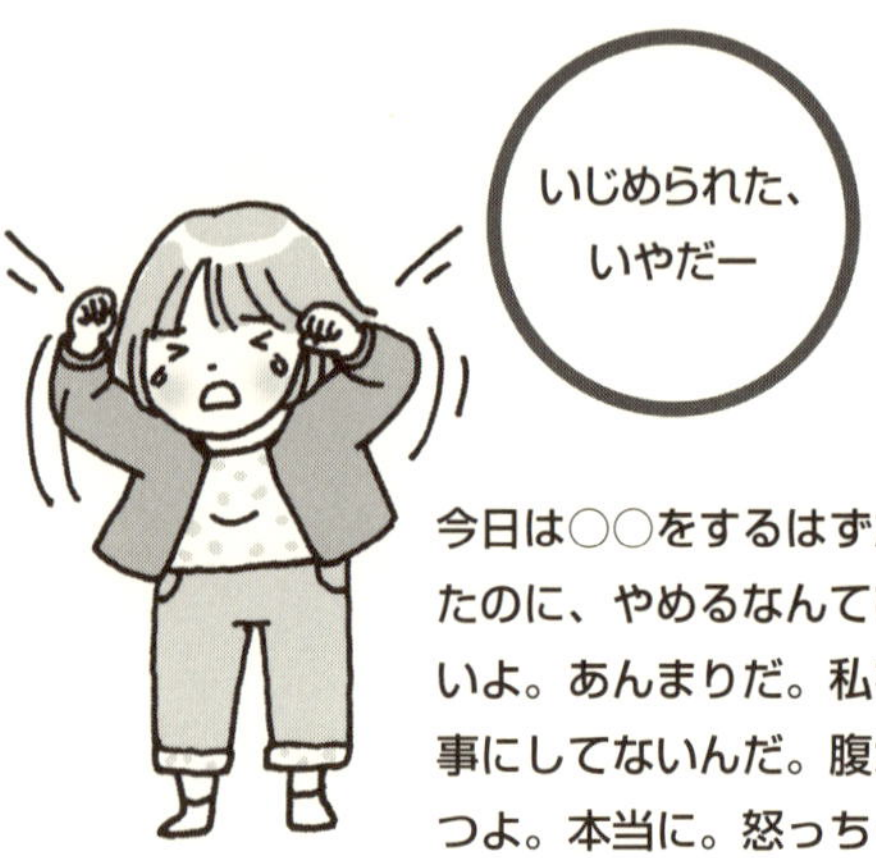


今日は○○をするはずだったのに、やめるなんてひどいよ。あんまりだ。私を大事にしてないんだ。腹が立つよ。本当に。怒っちゃうよ。もう、止められないよ。

つい手が出たんだ。しょうがないじゃないか。でも、悪いってことはわかってるんだから、そんなに怒らなくてもいいじゃないか。ぼくが嫌いなのかい？

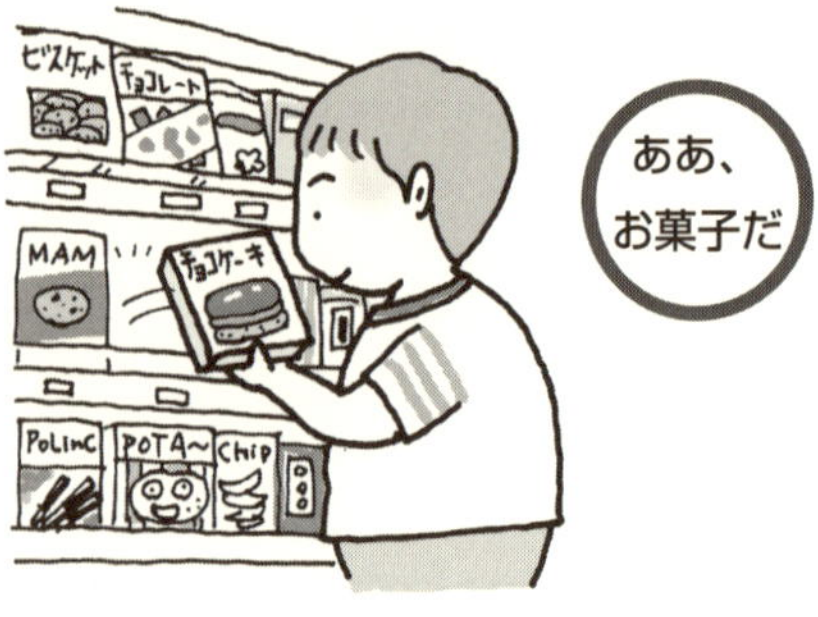

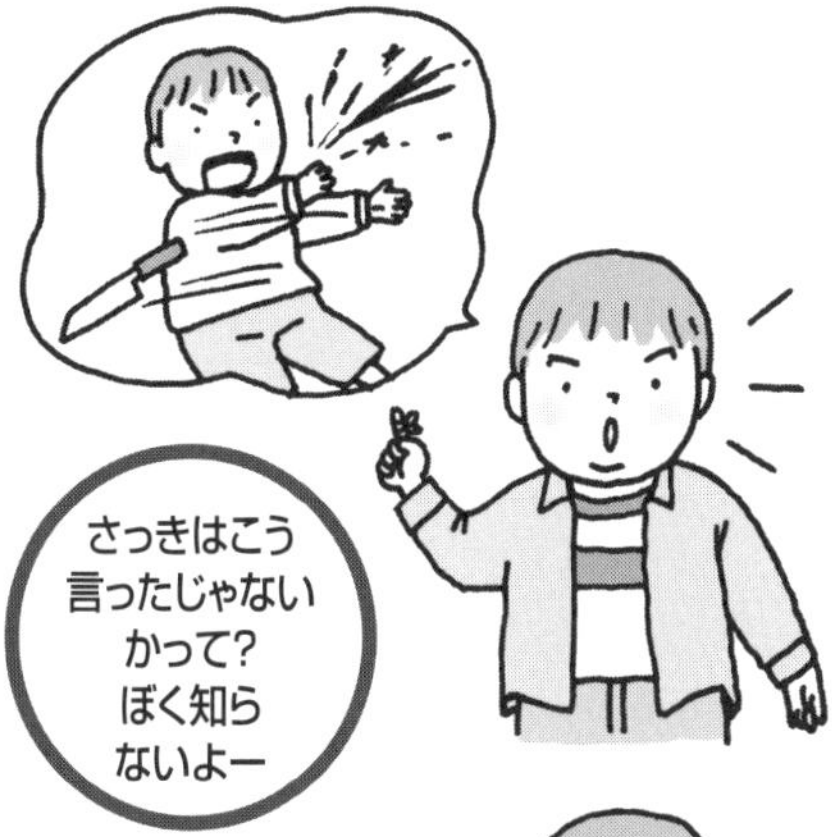
さっきはこう
言ったじゃない
かって?
ぼく知ら
ないよー

これは本当のことなんだよ。ウソつきなんて言われたら腹が立つ。それに、言ってないことまでぼくが言ったと責めないでよ。本当のことなんだから、信じてほしいよ。

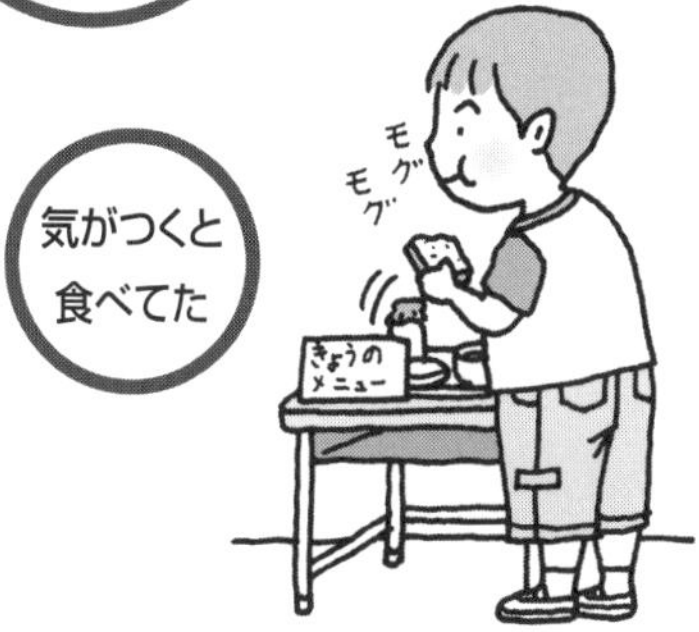
気がつくと
食べてた
モグモグ
きょうの
メニュー

べつにおなかがすいているわけじゃないんだけど、食べ物があると、つい食べてしまう。だから太ったって？　がんばってもやせないんだから、しょうがないじゃないか。

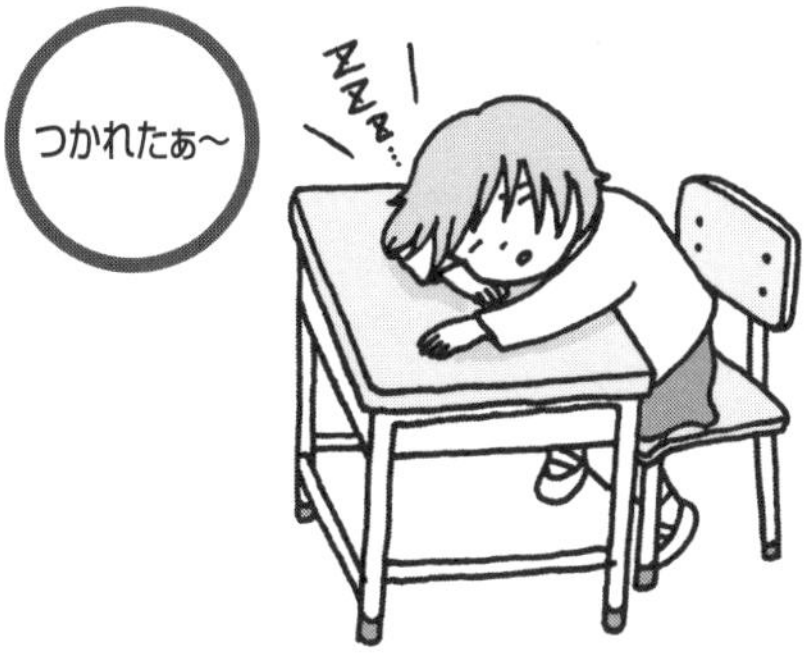
つかれたぁ～

途中でやめるのはいやだから、がんばったんだけど、もう疲れて動けない。眠くてたまらないよ。でも、寝ちゃだめと言われるから、がんばって起きていよう……。

## よい面が苦手な面で見えにくくなる

ＰＷＳの人の苦手な面ばかりに注目しがちですが、優れた面も多くもっています。人間だれにでも長所・短所はあるものですから、両面を見るようにしましょう。そのうえで、短所を非難するのではなく、克服する方法を考え、長所を伸ばすようにします。

まして長短は紙一重です。たとえば、「がんこ」という特性は、反対から見ると「まじめ」とも言えます。完全でないと許せない、ひじょうにきちょうめんな性格なのです。

また、本人は、自分がほかの人と違うようだと感じています。だからこそがんばるのですが、うまくいかないことが多いのです。

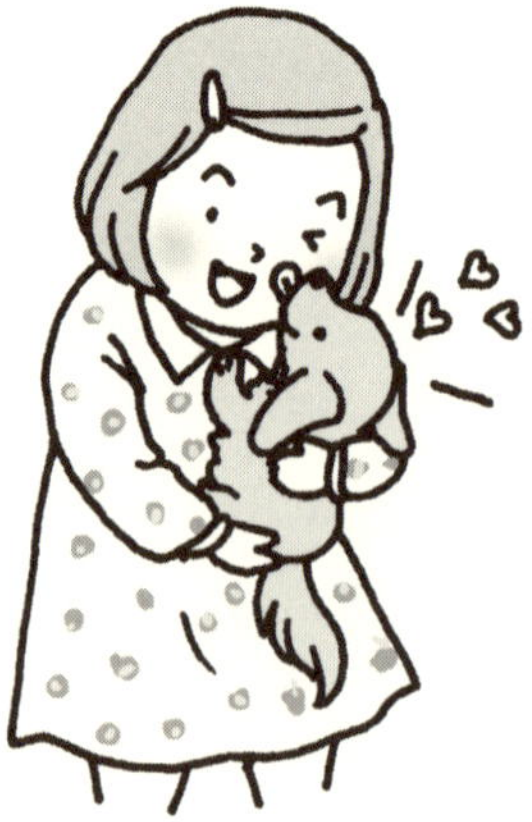

ほとんど例外なく、PWSの人は動物が大好きで、なつかれるという不思議な能力をもっている

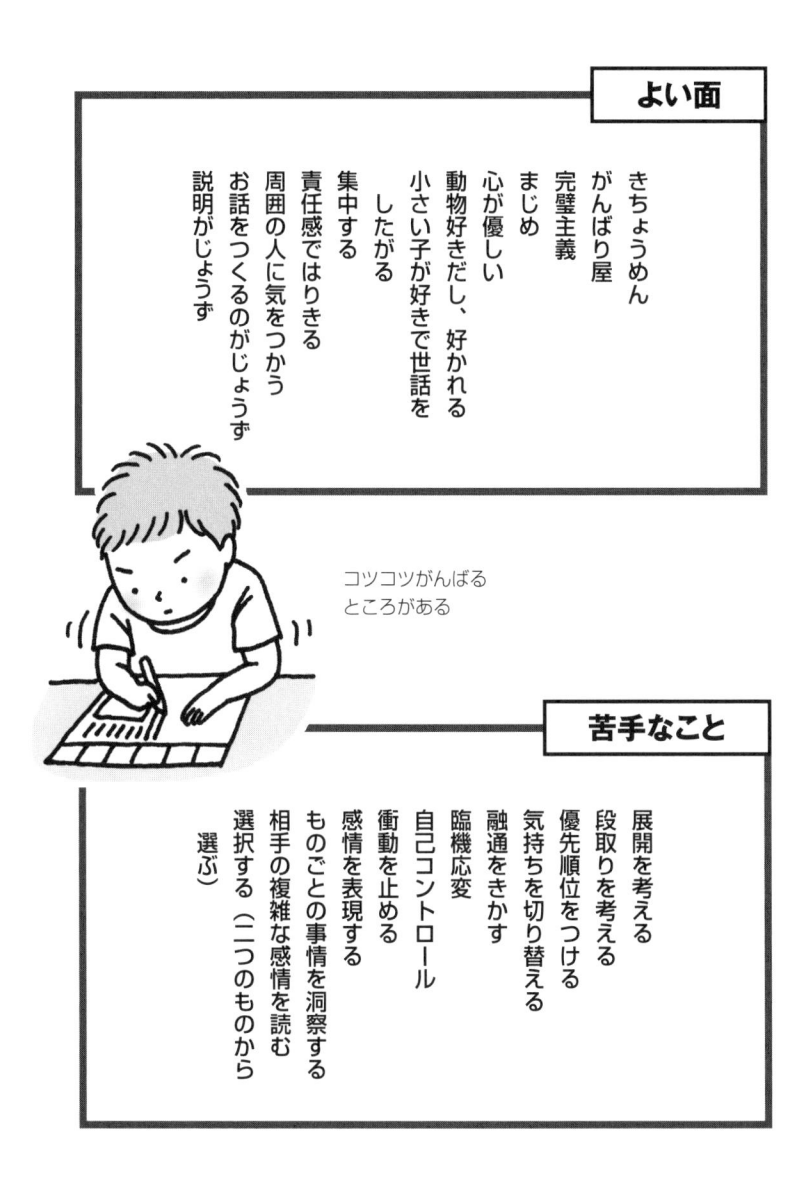

## よい面

きちょうめん
がんばり屋
完璧主義
まじめ
心が優しい
動物好きだし、好かれる
小さい子が好きで世話をしたがる
集中する
責任感ではりきる
周囲の人に気をつかう
お話をつくるのがじょうず
説明がじょうず

コツコツがんばるところがある

## 苦手なこと

展開を考える
段取りを考える
優先順位をつける
気持ちを切り替える
融通をきかす
臨機応変
自己コントロール
衝動を止める
感情を表現する
ものごとの事情を洞察する
相手の複雑な感情を読む
選択する（二つのものから選ぶ）

## 発生率は一万から一万五〇〇〇人にひとり

一九五六年にスイスの内分泌科医プラダーと神経科医ウィリーらが発表するまでＰＷＳは世に知られていませんでした。現在でも医療関係者でさえ知らない人がいるほどです。

発生頻度は少なく、一万〜一万五〇〇〇人にひとりで、世界中で同率です。これはダウン症の約一〇分の一ですから、先天性の疾患としてまれ、とまでは言えません。

日本全体では八〇〇〇〜一万人ほどの患者さんがいると推測されています。しかし、死亡率が高い反面、現在二〇歳以上の人では、まだ診断法が普及していない時代だったので、実際の患者数は不明です。

### ダウン症とは

二一番染色体の数が多い、先天的な症候群。哺乳力が弱い、筋緊張が低いなどの特性があります。発達はゆっくりです。また、独特な外見から気づきやすいのも特徴です。

しかし、内面は一般の人と大きな違いはありません。かつては原因や対応法がわからず、親は途方にくれていましたが、現在は早期からの発達支援で、社会参加が容易になってきました。

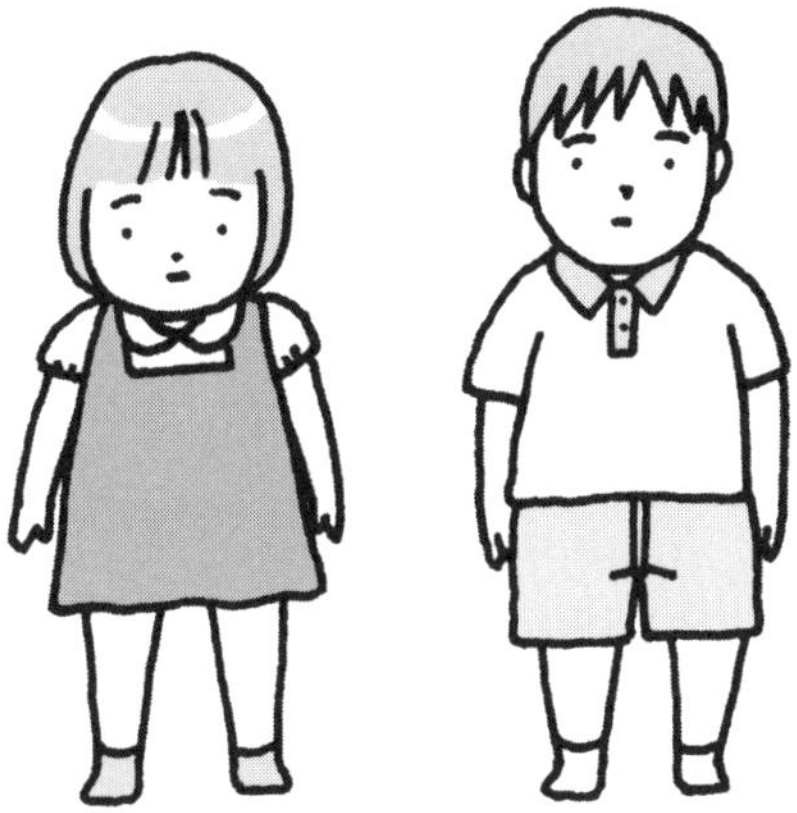

生まれてくる男女の
比率はほぼ同じ

## ○○に似ている？

ＰＷＳは、その特性から自閉症に似ているといわれることがあります。しかし、ＰＷＳの子は相手の目を見て話すなど、自閉症とは違う点がおおいにあります。

アスペルガー症候群とは似た特性が多くあるようです。

行為障害や反抗挑戦性障害とは、症状もなりたちもあきらかに違います。

別のなにかに似ているという見方ではなく、まずＰＷＳはＰＷＳとして見ないと、レッテル貼りになるおそれがあります。

## 先天的に遺伝子が働いていない

PWSは、一五番染色体の一部がうまく機能していないことが原因で、さまざまな症状が出る疾患です。もっとも多いのは、染色体の一部に欠失《けっしつ》があるタイプで、これを欠失型といいます。次に多いのは、染色体が二本とも母親由来のタイプで、UPD型といいます。

ただ、どの部分が働かないとどういった症状があらわれるのか、といった研究はまだあまり進んでいません。

遺伝子の機能が原因であるため「遺伝性疾患」にあたります。しかしこれは親の責任ではありません。だれにでも起こりうることです。

また、「遺伝性疾患だから、なにもうつ手はない」というのは誤解です。医療、養育、教育、環境をととのえることで、生活の質を向上させることは可能です。

**遺伝子とは？**

遺伝子は親から子へ伝えられる情報を担う単位。デオキシリボ核酸という物質で、これがDNAです。DNA内の塩基配列のごく一部が遺伝情報となります。

遺伝子がからまりあって、一本の染色体になります。つまり、染色体には遺伝子が折り畳まれて入っているようなものです。

**染色体**

染色体は2本で1対。
人間の染色体は23対46本

染色体はくびれ（着糸点）によって長腕と短腕に区切られている

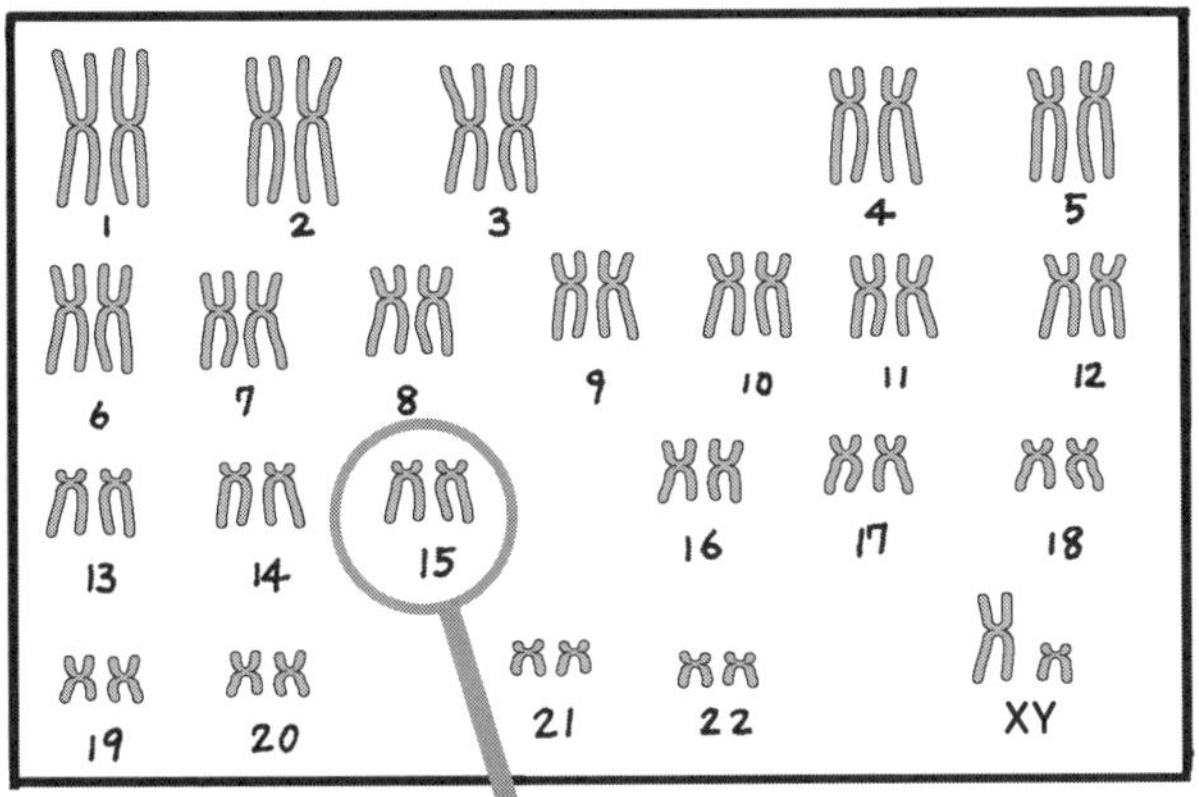


15番染色体の長腕には父親由来の遺伝子だけが活性化し、
母親由来の遺伝子は不活性化する部分がある

**PWSでは**

| 15番染色体長腕の一部が欠失している | 15番染色体が2本とも母親由来 | 父親由来の遺伝子が活性化しない |
|---|---|---|
| **欠失型** | **UPD（片親性ダイソミー）型** | **刷り込み変異型** |
| 70% | 25% | 5% |

UPD型は欠失型と症状が異なる報告があり、
原因はまだよくわかっていない

## 間脳や前頭葉などの機能不全が想定される

PWSの人では、症状から見て、脳の一部がうまく働いていないと考えられます。食欲、体温調節、呼吸などは間脳《かんのう》にある視床下部《ししょうかぶ》が司っています。視床下部は下垂《かすい》体《たい》から分泌される数種のホルモンを制御しています。ここが機能不全になると、低身長、性腺機能不全、内分泌代謝に影響します。満腹感を脳に伝える満腹中枢の神経細胞が半減しているのではないかともいわれています。

衝動を抑えるのは視床下部のほか、前頭葉《ぜんとうよう》です。ここの働きが弱いために、食欲が抑えられなかったり、パニックに陥ると考えられます。脳の機能については研究途中です。PWSの研究も始まったばかり。遺伝子と脳がどのように関係し、どのようなメカニズムで行動としてあらわれるのか、まだほとんどわかっていません。

**大脳**

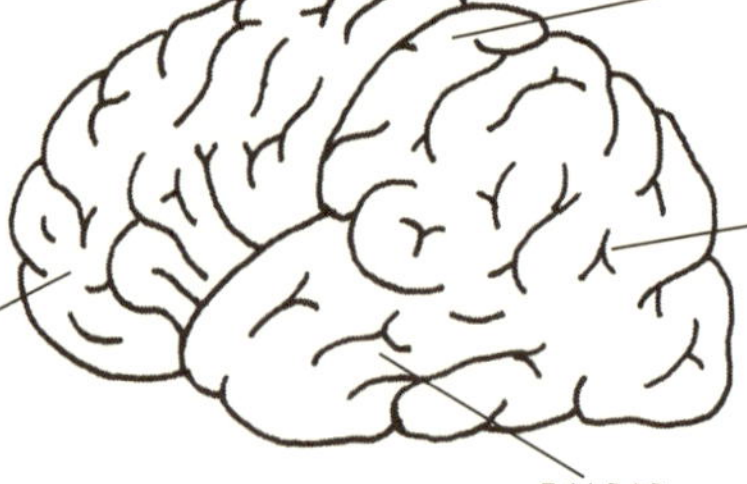

頭頂葉《とうちょうよう》
後頭葉《こうとうよう》
前頭葉
想像、抑制、思考などの働きをする。
側頭葉《そくとうよう》

## 脳内部の機能

### 視床下部

脳の制御司令塔。食欲の調整、感情の調整、体温調節、睡眠・覚醒、ホルモン・第二次性徴・性衝動、記憶など、多くの働きを司っている。下垂体ホルモンの制御・調節もする。

### 間脳

大脳の中心にあり、視床と視床下部からなる。視床は視覚、聴覚などの知覚情報を大脳皮質に伝える。

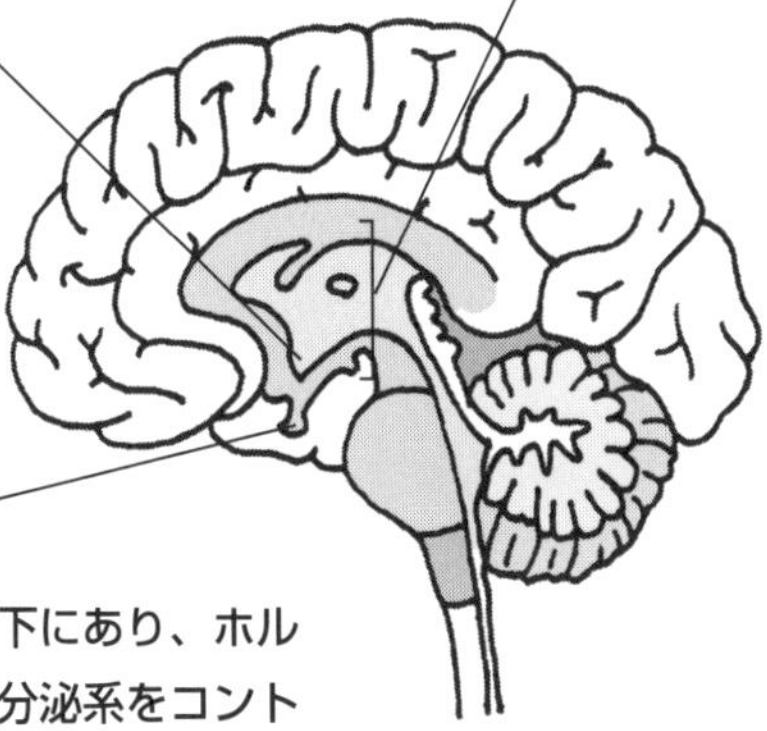

### 下垂体

視床下部のすぐ下にあり、ホルモンを出し、内分泌系をコントロールしている。視床下部と連携して分泌量や分泌時期を決めている。

脳内で情報を伝えるのは神経伝達物質の役割。この物質の作用になにか原因があるのかもしれないとも考えられている。

## ホルモンがうまく分泌されていない

　脳の視床下部の機能不全のため、ホルモンの分泌や反応が少なくなっています。ホルモンが十分に分泌されていないと、成長や生命維持に関するさまざまな症状があらわれてきます。

　成長ホルモンの分泌不足は、低身長としてあらわれるだけでなく、筋肉量の不足などの原因にもなっています。筋肉量が少ないと基礎代謝が低くなります。つまり、エネルギーが消費されないので、肥満しやすくなります。

　性ホルモンの分泌不足は、主に性的未熟の原因になります。

　副腎皮質ホルモンが不足すると、心身のストレスに弱くなり、感染症などが悪化しやすくなります。生命維持にも影響を及ぼすことがあり、ＰＷＳの突然死には、副腎皮質刺激ホルモン分泌不全がかかわっているという報告もあります。ＰＷＳとホルモンの関係には、解明されていないことが多くあります。

**ホルモン分泌**

　視床下部、下垂体および性腺、甲状腺、副腎皮質などのホルモン腺から分泌され、血液にまじって、全身に流れていきます。

　全身の内臓、組織、器官の働きを調節する、液体性の化学物質です。

　ホルモンを分泌する腺をまとめて内分泌系といいます。

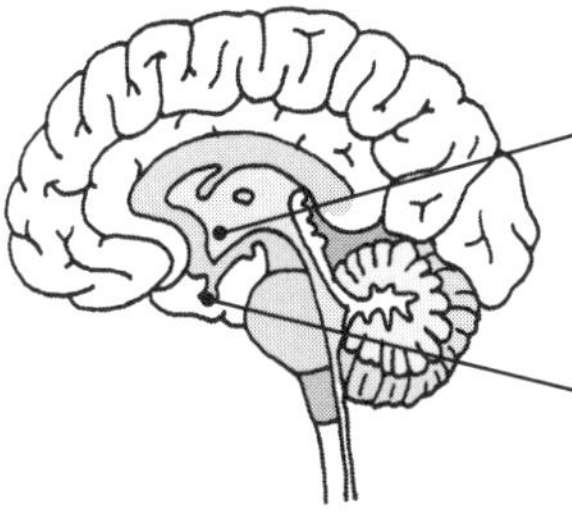

ひとつのホルモンには、多くの働きがある。また、性ホルモンも性腺だけでなく副腎皮質でも少量つくられるというように、生成もさまざまで複雑である

**視床下部**

視床下部から、下垂体前葉ホルモンの分泌を調整するホルモンが分泌される。

**下垂体**

視床下部と連携。成長ホルモン、副腎皮質刺激ホルモン、甲状腺刺激ホルモン、乳腺刺激ホルモン（プロラクチン）、黄体形成ホルモン、卵胞刺激ホルモンなどが分泌される。

**成長ホルモン**

下垂体から分泌される。骨や筋肉の成長を促す。

↓ 欠乏すると ↓

低身長になる。（骨が成長し、身長が伸びるのは男子16歳まで、女子14歳までが平均とされる）。体組成（とくに）筋肉の形成が悪くなる。

**性ホルモン**

下垂体からは乳腺刺激ホルモンや、性腺刺激ホルモンなどが分泌される。

↓ 欠乏すると ↓

性器の発達や月経などの第二次性徴に支障が出る。思春期早発になることも。骨《こつ》粗鬆症《そしょうしょう》や動脈硬化にもなりやすくなる。

**副腎皮質刺激ホルモン**

副腎皮質からのホルモン分泌を刺激するホルモン（ACTH）が下垂体から分泌される。

↓ 欠乏すると ↓

倦怠感《けんたいかん》があらわれたり、感染症が悪化しやすくなる。男性ホルモン量も低下する。

ホルモン分泌に関しては、検査が必要（P104参照）

## 見た目にはわかりにくいことも大変さの一因

ＰＷＳは、まだ広く一般に知られていない症候群です。そのため、不思議な行動やつじつまの合わない言葉が、病気の症状とは思われず、親や本人のせいだと誤解されがちです。周囲の人から、「しつけがなっていない」「どういう育て方をしたんだ」などと、親が責められることも少なくありません。身体的にも精神的にも、注意しなくてはならないことが多いうえに、周囲の誤解にも悩む日々です。

誤解される要因のひとつが、見た目に病気がわかりにくいことです。本人は表情も豊かで、会話もなりたちます。周囲の人は「少々わがままな子かな」という印象をもつことがあっても、そのような子は、どこにでもいます。だからこそ、親や本人のせいだと思ってしまうのでしょう。親でさえ見逃していることがあります。わが子のＰＷＳの特性を知らずに、親子ともども生きづらさに悩んでいることでしょう。その苦労は成人になるにつれ、社会的な問題も出てきます。

ですから、なるべく早く気づいて、適切な対応をする必要があるのです。そして診断がついたら、親も周囲も、本人をよく知ることが大切です。

# 第3章

◎

# トラブルを避けるために注意すること

心と体の特性を知っておけば
トラブルの多くが避けられます。

## トラブルになりやすい理由を知っておく

本人には本人なりの理由や事情があっての言動でも、周囲から見ると理解できないことがあります。ＰＷＳの人は、いわば独自の世界をもっているようなものです。

周囲が怒ったり不愉快になったりして、本人を叱っても、追いつめてしまうだけ。問題の解決にはなりません。できるだけ根気よく説明します。そのとき、できるだけ簡単な言葉で、わかりやすく伝えるように心がけます。長々と説明しても、理解できないことがあります。一度論争にはまってしまうと、止まらなくなります。ついには被害者意識にとらわれ、双方とも思いもよらない方向に行ってしまったりします。

ＰＷＳの人たちの多くは、自分のおかれている状況から、つねに不安や心配をかかえています。そのため、（自分には不可解な理由で）責められると、自己防衛のために反発するのです。だれでも不安なときに自己防衛をするのは、当然でしょう。

けっしてトラブルを起こそうと思っているわけではありません。ただ、周囲と理解している内容やとらえ方がズレているだけなのです。本人にはトラブルを避ける道筋はわからないので、周囲が軌道修正していく必要があります。

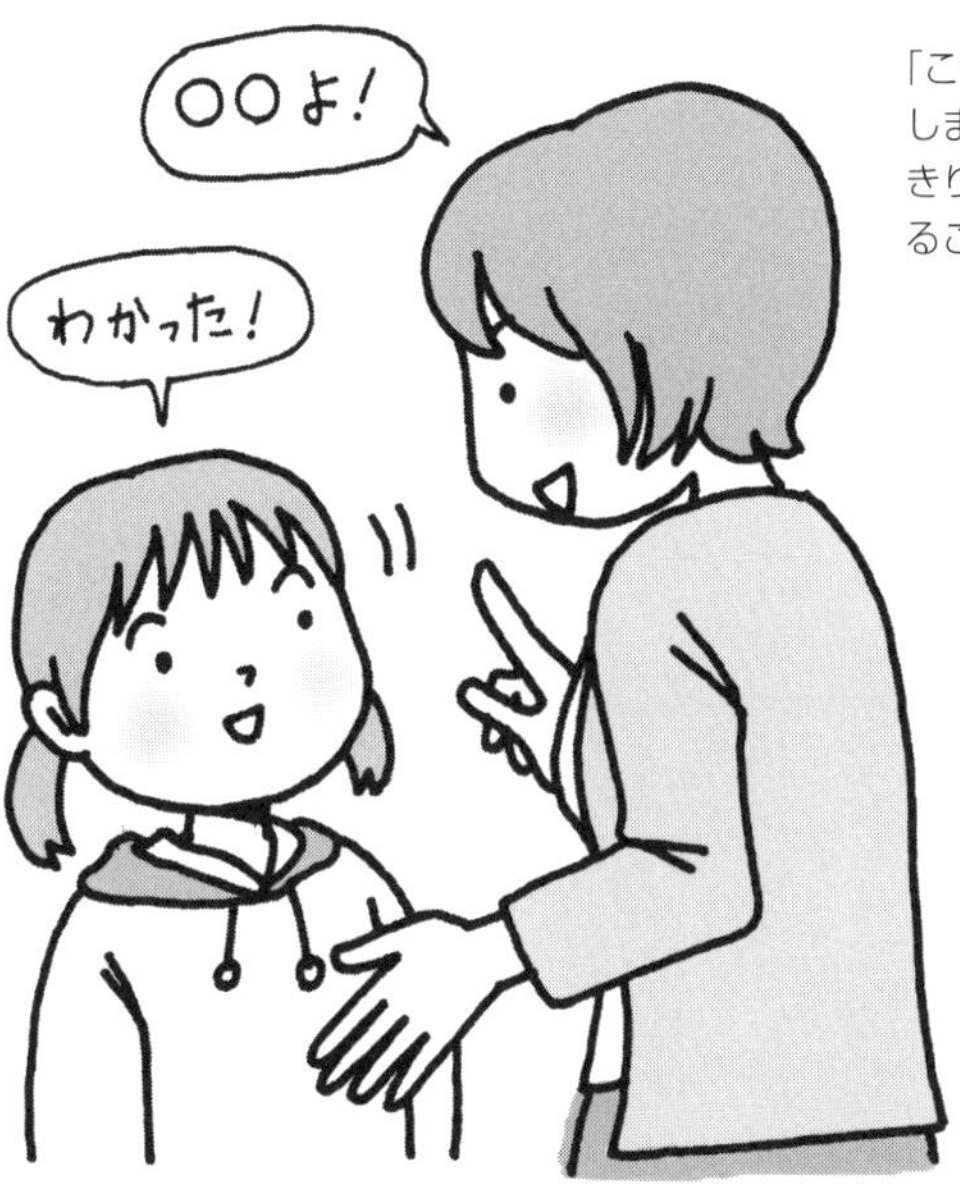


「これがルール」「こうします」などと、はっきり言うほうが納得することがある

## 思春期ならではの むずかしさも加わる

思春期はだれでも不安定になりやすい時期です。自立心が親への反抗というかたちであらわれたり、衝動性としてあらわれたりします。親や周囲は対応に悩みますが、じつは本人も自分をもてあましたりしています。また、思春期は伸び盛りで食欲も昂進《こうしん》します。

ＰＷＳでは思春期の出現は激しくないとはいえ、特性と重なることで、対応がよりむずかしくなります。

どの子も同じですが、無理やり抑えようとしても反発を招くだけです。ＰＷＳでは本来素直な性格の子が多いので、適切なかかわり方をすれば、周囲の話を聞こうとしてくれます。

## ものごとのとらえ方に独特のかたよりがある

人の言動は、ものごとをどうとらえ、どう感じるかによって左右されます。このとらえ方のことを認知といいます。PWSの人は、認知が狭く、ズレる傾向があります。どのように認知しているのかは、もちろん外からは見えません。そのため、周囲とのトラブルにつながることが多くあります。

なにかが気になると、「貼りついたように」そのことが頭から離れません。この固執は、ほかのことがすべて頭に入らないほどにもなります。

たとえば、学校に行く時間なのに、洋服のボタンがひとつかからないと、ボタンをかけることに夢中になって、母親の言葉などいっさい受け付けなくなり、ずっとボタンに気をとられていたりします。遅れるからと無理に行かせようとしても、パニックになり、怒りが爆発することになります。

がんこに見えることがあるのも、やはり認知のズレと固執からきていることが多いのです。また、新しいことを次々に認知できないため、変更についていけません。不安から拒否しているのですが、周囲にはがんこにしか見えないのです。

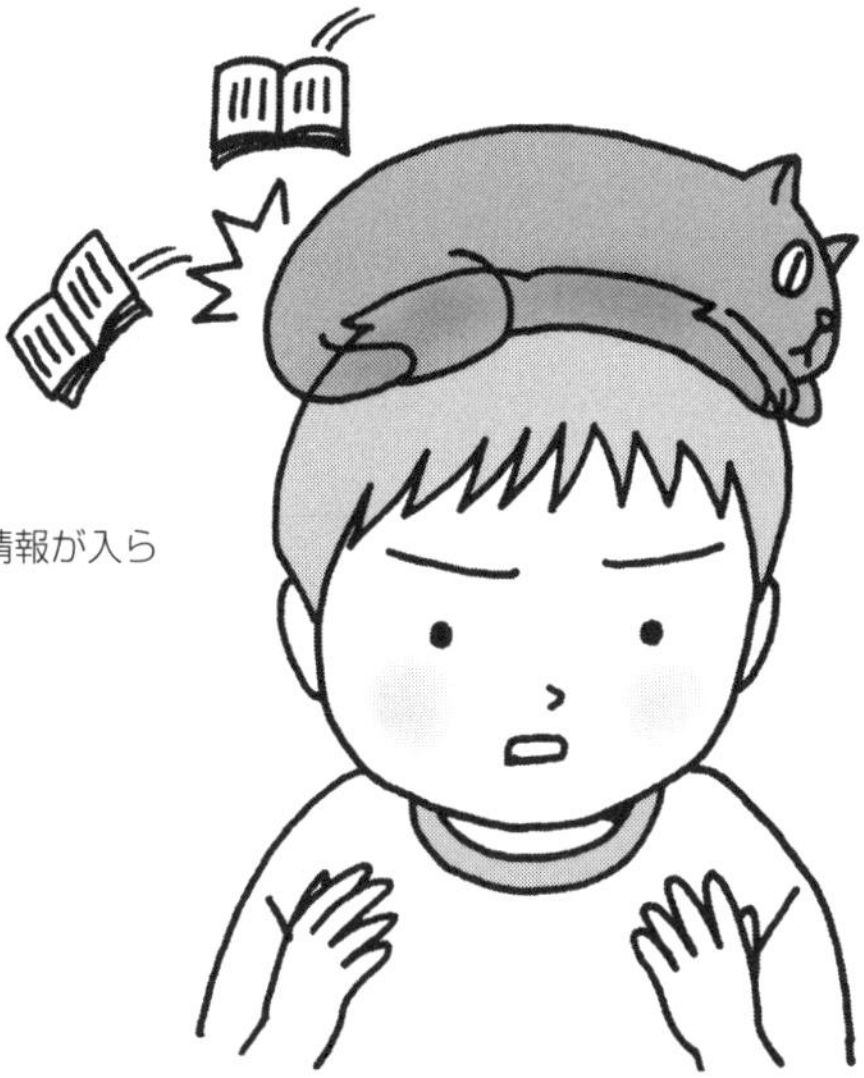
ものごとが貼りついたように、頭から離れない
ほかの情報が入らない

## 人への固執となることもある

ある特定の人のことが貼りついて頭から離れなくなることがあります。母親への依存が強いと、すべてのことを母親に確認しないとできなくなったりします。学校や施設などでも決まった先生や支援者について歩き、その人がいないとパニックに陥るほどです。

母親に集中している場合は、ほかの家族のメンバーに、本人を理解し楽しくつきあうように協力してもらいます。複数で役割を決め、本人にも、これはこの人が協力するということを、納得できるように説明します。

特定の人に固執する場合、なぜその人に固執するのか、理由を推測します。理由によっては、ほかの人が介入する必要もあります。

## 認知が狭くズレがあるのでパニックを起こす

自分の気持ちや考えが通じないと、だれでもイライラするでしょう。ＰＷＳの人は認知が狭くズレがあるうえ、相手の心を読めないので、なかなか通じません。

ところが、プライドの高さから相手に弱みを見せずにがまんしています。イライラが高じると、感情の表現のしかたがわからないため、パニックに陥ります。相手にとっては、ニコニコしていたのに、いきなりキレたように見えます。

また、ストレス耐性が低いという特性があります。そのため、多くの人ががまんできる程度でも、ＰＷＳの人には耐えられないのです。そのストレスも、外部からの刺激だけではありません。自分の内からわいてくるような、見えにくいものが原因となることもあります。いっそう、周囲には不可解にうつり、いきなりパニックを起こす人だと思われてしまうのです。

**見えにくいストレス**

- 体調不良
- 食欲
- 昔のことを思い出す（フィードバック）
- 内分泌系の不調
- かゆみ
- 急な変更への不安や心配
- 自己評価の低さ
- ものごとを全面否定してしまう傾向
- 周囲の状況が見えない

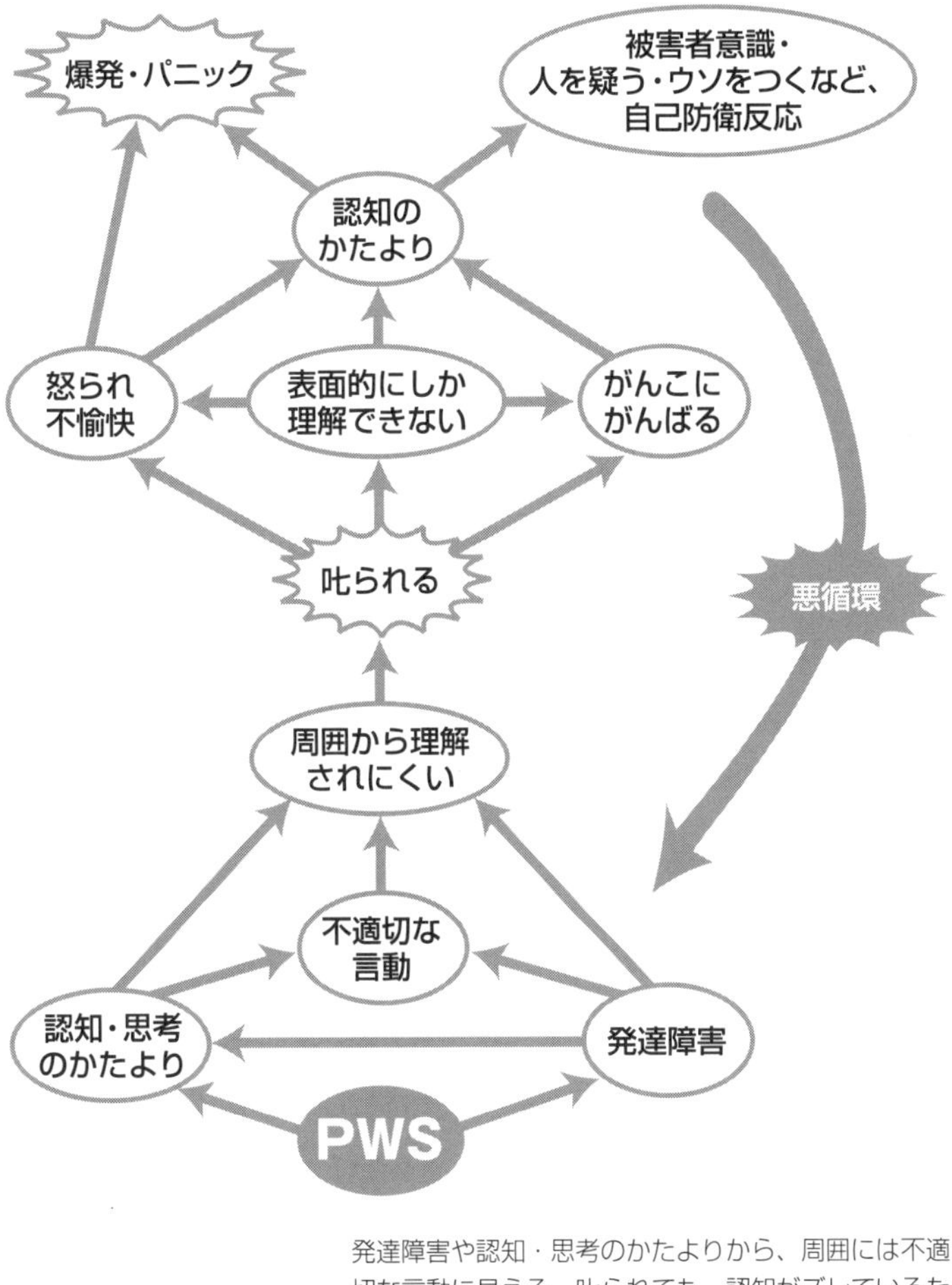


発達障害や認知・思考のかたよりから、周囲には不適切な言動に見える。叱られても、認知がズレているため、理解できない。自分を否定されたと思って、パニックや爆発につながるが、それは、被害者意識や自己防衛反応によるもの。それがまた不適切な言動に見えるという悪循環に陥る

## 食べたい欲求が出ると抑えられない

食欲の昂進は、空腹感によるものというよりも、食べずにはいられないため。食べ物への衝動性というほうが適切でしょう。なにもすることがないと、四六時中、食べ物のことを考えています。さらに、たとえふつうの量を食べても満腹感を得にくい特性がありま す。しかも肥満の問題があるため、食事は低エネルギーに制限されるので、たいへん苦しい思いをしています。

ほとんどの子どもは甘いものが好きです。PWSの人では、甘いものはもちろん、油っこいものも大好きです。たとえば、砂糖の大袋も食べてしまうほどです。

この食べ物への衝動性は、個人差がありますが、だいたい二〜四歳ごろに出てくることが多いようです。親が徹底的に食べ物を管理するのですが、隠してあってもじょうずに見つけて食べてしまいます。衝動が抑えられず、目の届かない場所でこっそり食べたり、食べ物を買うためのお金をとってしまうこともあります。

ところが認知のズレから、たとえ叱られても、なぜ叱られるのか、なかなか理解できません。被害者意識をもたせるだけだと、ぜひ理解しておいてください。

## 食べることに関するトラブル

どんなによい子でもPWSがあると、食べ物の誘惑には勝てないのです。

**隠す**
食事を制限されているため、食べ物を隠しておき、あとでこっそり食べる

**見つける**
家庭内で保管してある食べ物は、なんでも見つけて食べてしまう

**ぬすむ**
コンビニやスーパーなどで、食べ物に手が出てしまう。罪の意識はあっても、忘れてしまう

反社会的行動や犯罪行為については、根気よくていねいに、「してはいけないこと」とくり返し教える必要があります。

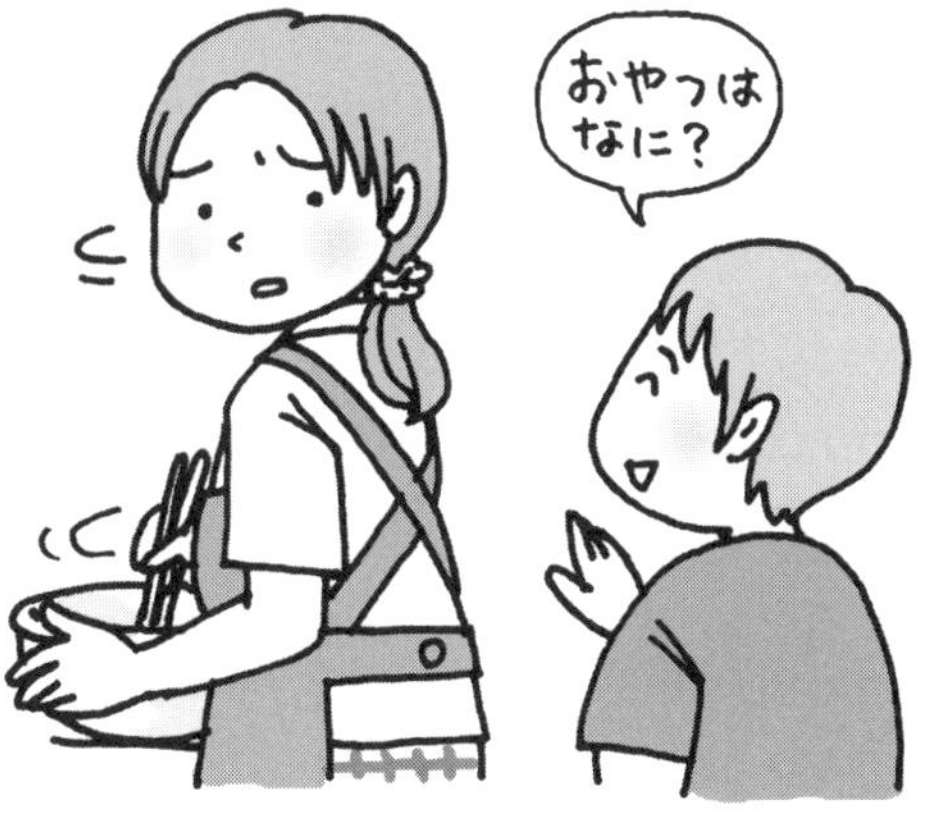


話題がすぐに食べ物のことになりやすいが、その話題を避けないで、むしろ料理も味見をさせたほうが満足するようです。

## ふつうに会話をしているようでも理解していない

運動面の発達は、寝返り、ハイハイ、歩行とわかりやすいのですが、知的な発達や社会性、認知の発達はわかりにくいうえ、個人差があります。ＰＷＳでは、発達がアンバランスだという特性があります。なかでも、言語に関する発達は、アンバランスのもっとも顕著な例でしょう。

言葉の数にくらべて、理解力や判断力の発達が不十分です。楽しくおしゃべりしているようでも、じつはほとんど理解していなかったり、聞いたことをそのまましゃべっているだけのことがあるのです。

相手が「こう言ったじゃないか」と言っても「そんなこと言ってない」とがんばるのは、意地でも反発でもなく、相手が「こう受け取っただろう」と思う内容とズレているためです。あまり追及すると、パニックに陥ってしまうでしょう。

**遺伝子型から見ると**

染色体欠失型もＵＰＤ型（42ページ参照）も、内容を理解しないまま話すという点ではどちらも同じですが、特性に違いがあるようです。違う対応が必要でしょうが、現在、対応については研究段階です。

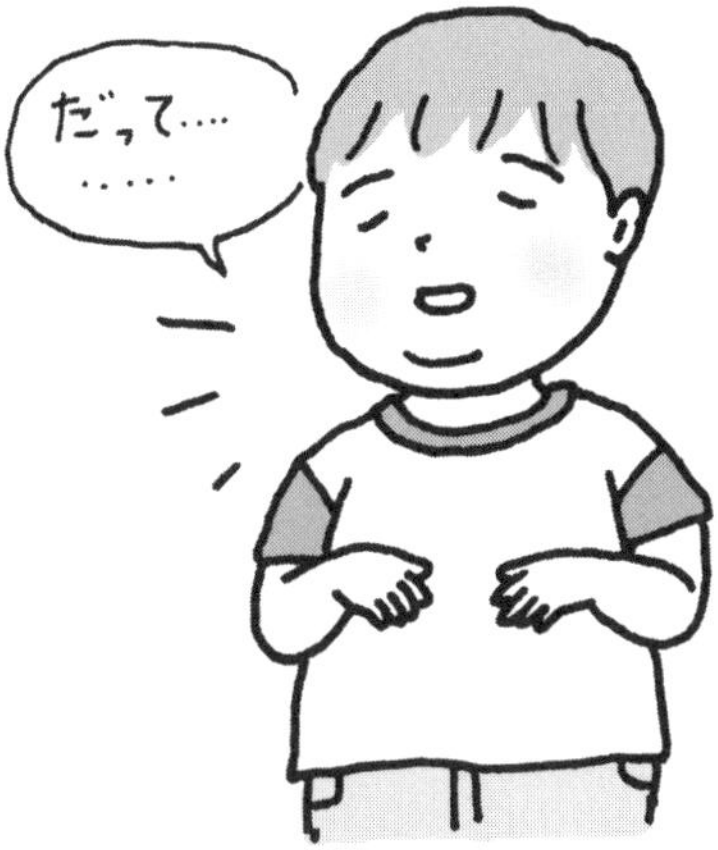


吐られるといやな気分になるが、なぜ叱られるのかわからない。そこで、叱られないための言い訳（周囲にとってはウソ）を言う

言葉の数は多く、むずかしい単語も使える人は多い。意味がわかっていなくても、使い方はじょうず。ただ、周囲の人は、意味がわかっていると信じ込む

空想と現実がわからなくなることがある。作り話をさもあったかのように話せる。その結果、信じ込まれたり、ウソつきと責められる

## わかっているのに、どうして?

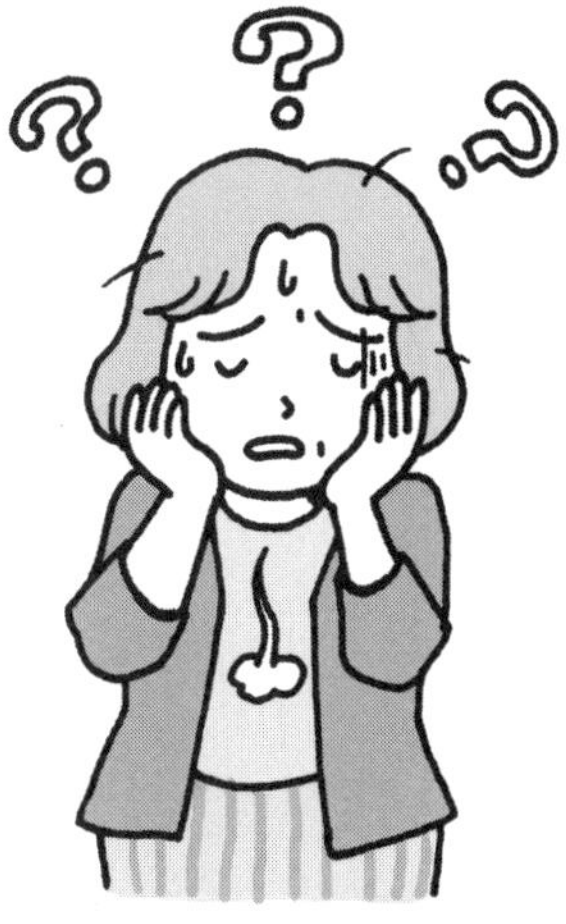

かなり話せるため、かえってトラブルが大きくなることがあります。一般的には、流暢な会話は正しい理解によるものだという認識があるからです。「じつは理解していないんです」などと説明しても、信じてもらえないことも少なくありません。

こうした発達のアンバランスさは、一般にはわかりにくいので、しばしば誤解のもとになってしまいます。

## コミュニケーションがうまくとれない

　コミュニケーションをとるときに、ぜひ念頭においておきたいPWSの特性はいくつかあります。先に述べたように、わかっていないのにしゃべるということはポイントです。冗談や皮肉は通じにくいことがあります。相手の本心までは読めないので、微妙な言い方も避けます。言い争いも避けないと、泥沼にはまります。PWSでは、理屈を言うのが得意な人も多く、こちらが立腹してしまうでしょう。本人のほうは被害者意識をもってしまいます（98ページ参照）。

　愛情不足を感じているPWSの人は少なくありません。友達も欲しいのですが、コミュニケーションがうまくとれないために悩んでいます。ところが、その原因が本人にはわかりません。こちらが歩み寄るしかないのです。コミュニケーションに必要なものは、愛情と理解です。それを口に出して言わないと、PWSの人には読み取ってもらえません。

　話したがっているようなら、よく聞きます。言うことを否定せずに聞き、よいことは認めてほめます。伝えたいことは、簡単な言葉でストレートに言いましょう。しつこく質問するのは、求める答えが得られないため。逆に聞き返すと歩み寄れる場合もあります。

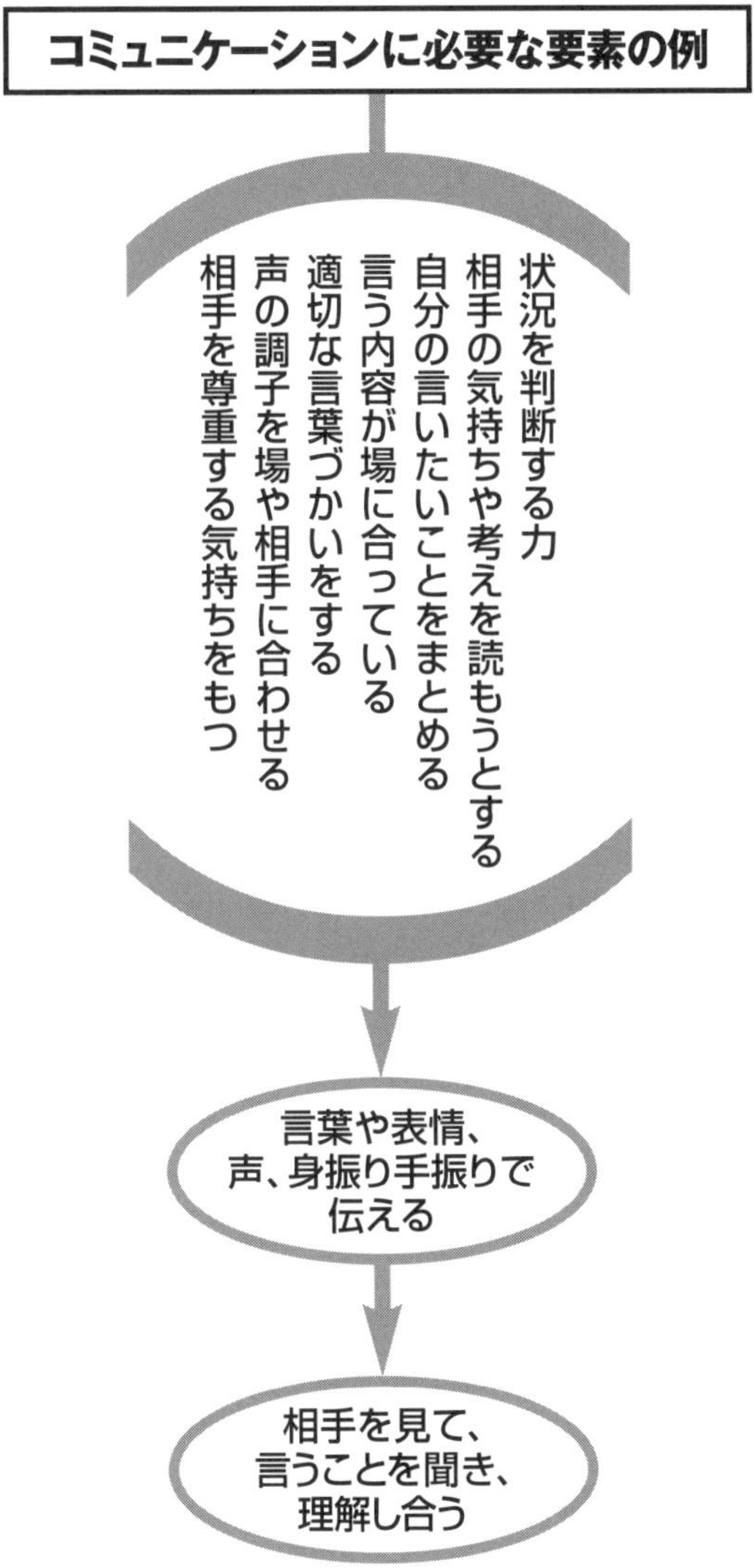
コミュニケーションに必要な要素の例
状況を判断する力
相手の気持ちや考えを読もうとする
自分の言いたいことをまとめる
言う内容が場に合っている
適切な言葉づかいをする
声の調子を場や相手に合わせる
相手を尊重する気持ちをもつ
言葉や表情、声、身振り手振りで伝える
相手を見て、言うことを聞き、理解し合う

## 物を隠す行動の底には寂しさや不安がある

友達のカバンを隠してしまうなど、周囲を困らせる行動をすることがあります。これは、面白半分などの気持ちからすることではありません。むしろその逆で、人から無視されたり、本人が困っていたり、寂しさや不安をかかえているという訴えのあらわれです。

本人は、まわりの人が自分をどう見ているか、とても気にしています。なぜ叱られるのか、友達ができないのか、理由はわからないのですが、状況は敏感に感じています。そのため、人一倍愛情を欲しがるのです。

ひとりにしておくと、不適切な行動を起こします。かまってほしい気持ちをうまく表現できないため、そのような行動をするのは、幼い面があるからでしょう。

まわりの人から大事にされていると感じられれば情緒が安定します。困った行動があった場合は、できるだけ叱らず、本人の心を推察してみてください。叱られるとわかるとウソをつくことがあるので、かえって悪循環に陥るだけです。

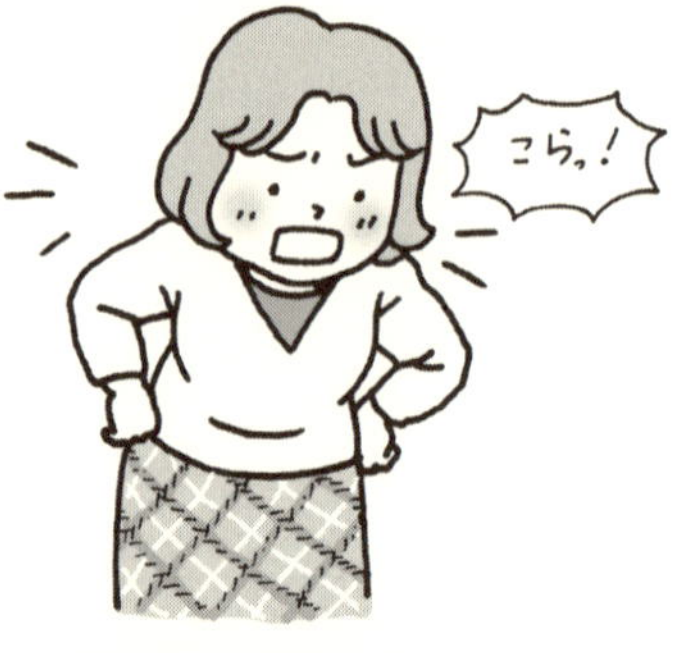

## 周囲から見ると

友達のカバンやくつなどを隠してしまう。その友達とはケンカをしているわけでもないし、いじめられているわけでもない。気を引くためだろうか。困ったことをする子だ!

↓

こんなことをしてはいけないと叱る。

## 本人の気持ち

あの友達はいやなやつだ。ぼくのことが嫌いなんだ（認知がズレているので、そう思う）。あんなやつのカバンもくつも隠してしまおう。

↓

それでどうなるかは、考えていない。

## 結果として

周囲が騒ぎたてると、自分が注目されていると感じるので、くり返すことになります。

↓

こういった行動を予防するには叱らずに冷静に対応するのがいちばんよいでしょう。無視するのもひとつの方法です。ただし、本人の寂しさはくみ取ってあげ、少しでも好ましい行動をみつけて、それをほめるようにします。

## 否定されつづけると、二次障害、三次障害にも

本来あるPWSの症状から、さまざまな二次障害や三次障害が生まれることがあります。これはけっして本人がそのような状態を引き起こしたわけではありません。PWSへの無理解から不適切な対応がされたためです。

理解されないまま叱られつづけたり、否定されてばかりいると、劣等感や自己否定感、うらみ、つらみが強くなってしまいます。これが二次障害です。こうしたマイナスの意識から、うつ病や対人恐怖、ひきこもりなどの心の病気につながってしまうと、三次障害となります。

万引きやウソなど、外にあらわれた症状だけに注目せず、PWSの特性をよく知り、適切な対応をすることで防げます。ストレスが高じていないか、なにか困っていないか、などと本人の気持ちへの配慮が必要でしょう。

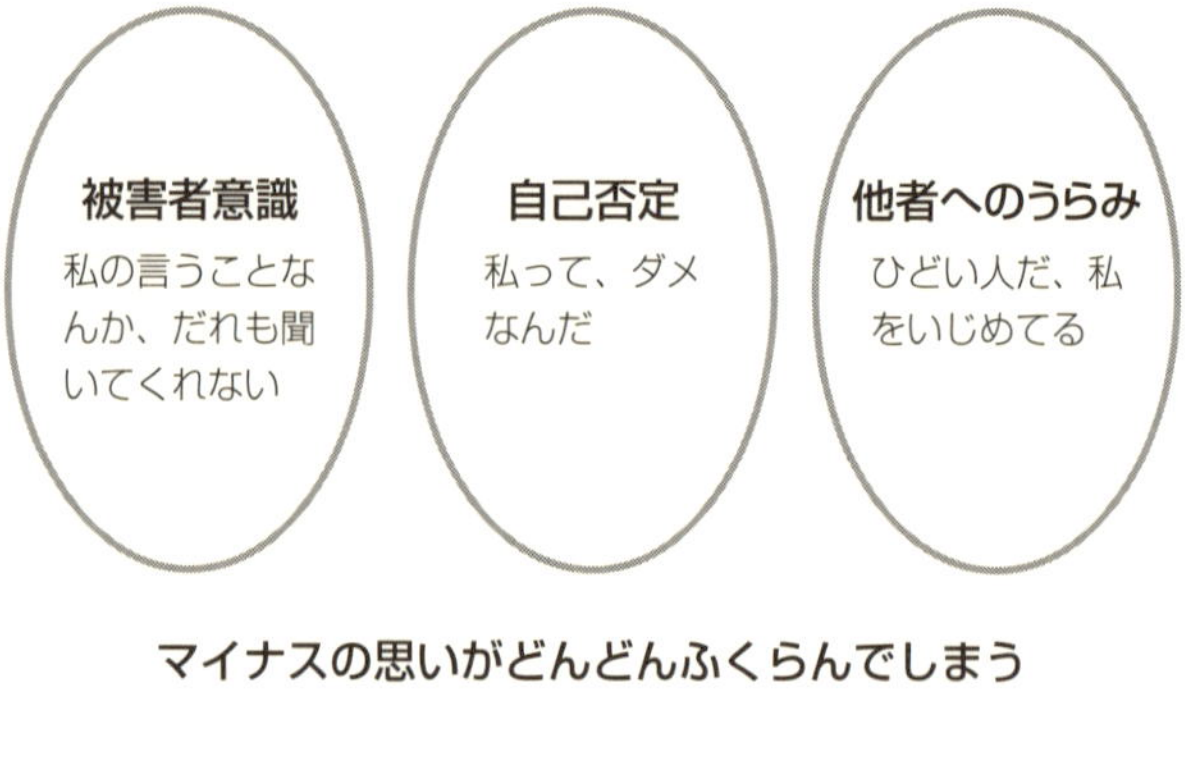
被害者意識
私の言うことなんか、だれも聞いてくれない
自己否定
私って、ダメなんだ
他者へのうらみ
ひどい人だ、私をいじめてる

マイナスの思いがどんどんふくらんでしまう

「なぜこんなことをしたんだ」「どうしてわからないのか」などと叱り、問い詰めても自己防衛反応につながるだけです。

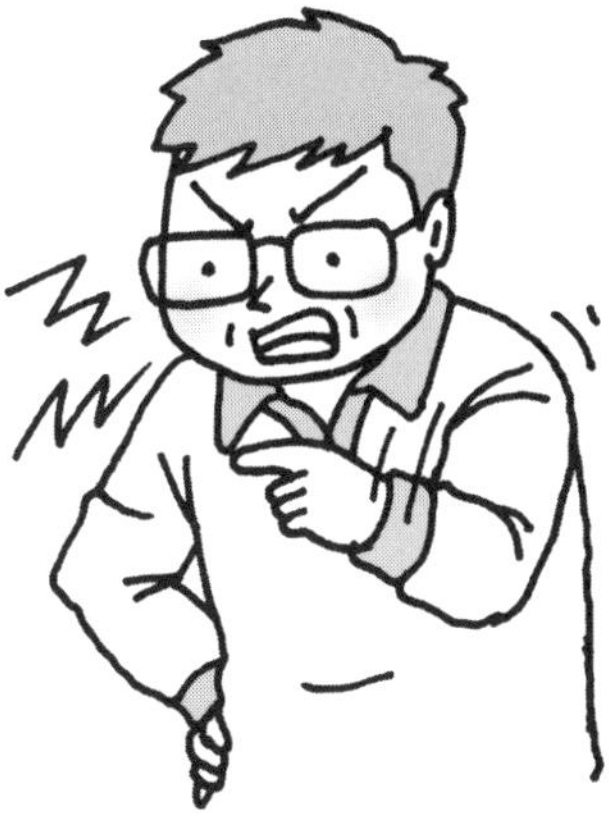

本人はどうして社会に受け入れられないのか、よくわかりません。そのため、自己を否定したり、相手をうらんだりします。

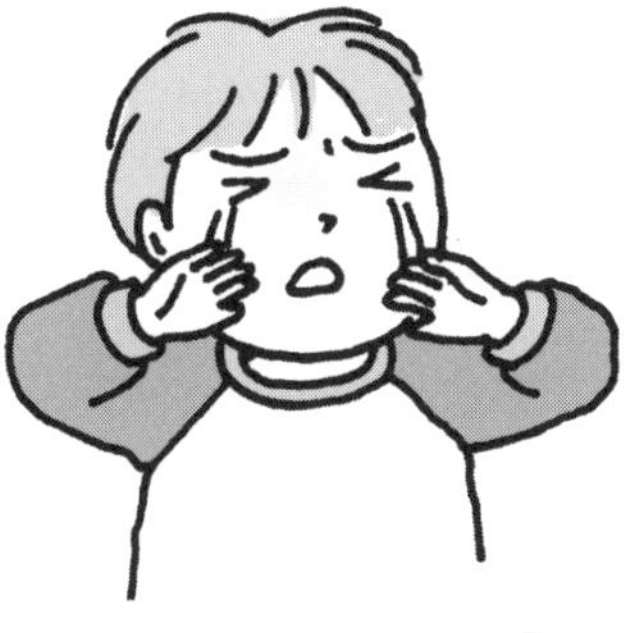

できないことがあることは本人にもわかります。だからがんばるのですが、なかなか達成感が得られません。自信喪失してしまいます。

イライラが高じてパニックになり、また叱られます。友達をたたいたり、ケンカになることもあります。孤独になってしまいます。

**二次障害**

虐待やいじめの被害者になることがあります。

**三次障害**

心の病気や自傷行為、また犯罪などの反社会的行為に結びつくことがあります。社会的に生きづらくなります。

## かかりやすい病気があるので要注意

出生時には虚弱児といわれることが多くあります。生まれて間もないころは、感染症にかからないように注意が必要です。とりわけ呼吸器系や下痢を起こす感染症は命にかかわることもあります。成長するにつれ、肥満の問題が出てきます。

肥満から、糖尿病、脳卒中、心筋梗塞《しんきんこうそく》、高血圧などになりやすくなります。そのほか肥満は、さまざまな病気の原因になります。そのひとつが睡眠時無呼吸症です。やはり命にかかわる症状です。ですから、肥満を防ぐことで、多くの病気が防げるのです。

糖尿病にはＰＷＳの四分の一の人が罹患《りかん》しているという報告があります。発症するのは平均二〇歳とされます。治療が不適切だと、重い合併症をきたすため、もっとも注意が必要な病気です（68ページ参照）。そのほか、嘔吐しないので胃腸の炎症に気づかれにくく、危険物を飲み込んでもわかりません。過食により、胃が破裂することがあります。

外科的な問題としては、停留精巣があります。ＰＷＳの男の子の八割以上に見られるようです。また、痛みを感じにくいため、ケガをしたり内臓に病気があっても気づかないまま化膿《かのう》するなど、命にかかわることがあります。

## かかりやすく、注意が必要な病気

肥満

関節障害

糖尿病、動脈硬化による心筋梗塞、脳卒中

睡眠時無呼吸症（中枢性、閉塞性）

感染症の重症化（食中毒、呼吸器感染、ケガ感染）

胃腸障害

（下痢症、とくにロタウイルスによる下痢症、過食による胃破裂）

眼の病気（斜視、近視など）

皮膚の病気（アトピー性皮膚炎、かきむしり後の傷や化膿）

虫歯

骨の病気（骨粗鬆症、側彎症《そくわんしょう》）

停留精巣

けいれん

## 対応

●うがい（できれば）、手洗い

●いつもと違うようすに注意

すぐ受診を

●熱が低くても注意

●専門的な定期検診を受ける

健康診断

歯科検診

骨の状態をみる検査　など

●適切な食生活

## 糖尿病を甘く見ないで

食べすぎや運動不足が続くことで起こるタイプの糖尿病には、若者でもかかることがあります。糖尿病には中年期以降の生活習慣病というイメージがありますが、生活習慣の乱れやストレスの蓄積などがあれば、若くても発症するのです。

糖尿病は、食べすぎなどによってインスリンというホルモンの分泌量や働きが乱れ、血中の糖質が消費されにくくなる病気です。消費だけでなく、あまった糖質を肝臓や筋肉に蓄積する働きも低下します。その結果、血中に糖質がたまり、血糖値が高くなります。その状態を高血糖といいます。高血糖の状態が続くと、全身の血管に負担がかかります。細い血管の障害や動脈硬化が起きやすく、さまざまな合併症を発症しやすい、危険な状態です。放置すると神経や腎臓、眼などに重い合併症が起きることもあります。

**●対応**

食事と運動が治療の中心です。

食事では子どもの身長・体重の増減を見て、摂取カロリーの上限を定めます。ＰＷＳでは運動が苦手な人が多いので、まず運動が好きになるような楽しいことから始めます。

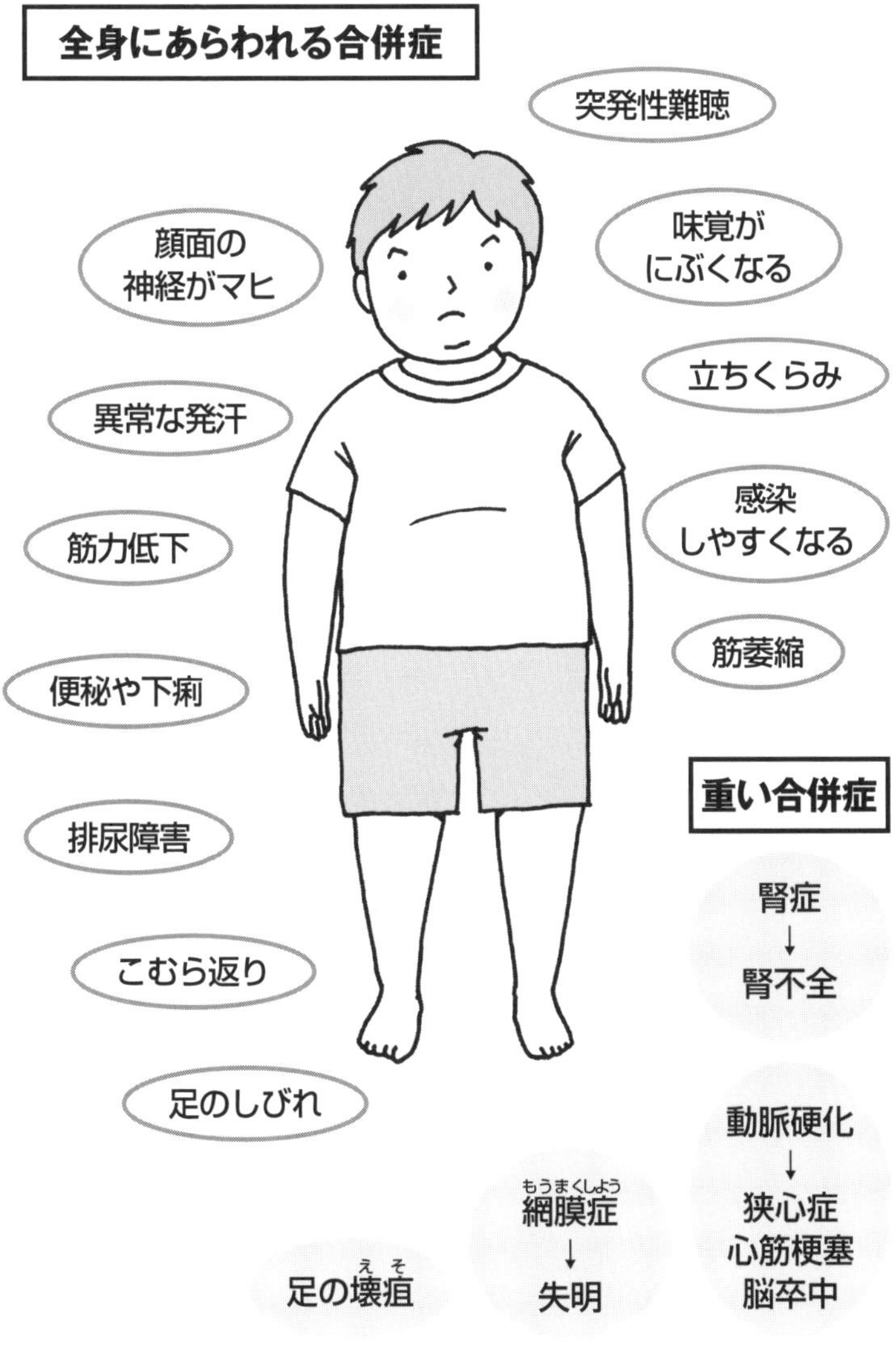
全身にあらわれる合併症
突発性難聴
顔面の
神経がマヒ
味覚が
にぶくなる
立ちくらみ
異常な発汗
感染
しやすくなる
筋力低下
筋萎縮
便秘や下痢
排尿障害
こむら返り
足のしびれ
重い合併症
腎症
↓
腎不全
動脈硬化
↓
狭心症
心筋梗塞
脳卒中
網膜症《もうまくしょう》
↓
失明
足の壊《え》疽《そ》

## 突然死が起こりうることを知っておく

ＰＷＳでは死亡率が一般より高いのですが、その大きな要因として突然死があります。

窒息が突然死につながることもあります。

ＰＷＳの人はどこでも眠ってしまう傾向がありますが、とくに入浴中は要注意です。

睡眠中の無呼吸も多く報告されています。これは扁桃《へんとう》（口蓋《こうがい》扁桃）やアデノイド（咽頭《いんとう》扁桃）が大きいか肥満のために夜間に上気道がふさがって呼吸ができない、呼吸中枢がうまく働いていない、筋肉の緊張が低く上気道がふさがる、などの原因が考えられます。成長ホルモン補充療法（104ページ参照）でも、

**はじめて**
**けいれんが起きたとき**

ＰＷＳの子どもに限らず、熱が上がるときにけいれんを起こすことがあります。

もしもけいれんが起きたら、衣服をゆるめ、本人をゆさぶったりせず、吐いたものがのどにつまらないように、顔を横に向けてようすを見ます。

けいれんがおさまったら、受診します。ＰＷＳではけいれんが起きることがあると医師に伝えましょう。

けいれんをくり返すこともありますが、だいたいは抗けいれん薬でおさまります。

扁桃やアデノイドが肥大しやすくなるので、定期検診が必要です。

睡眠中にいびきをかいたり、夜間の睡眠不足から昼間のいねむりが多いようなら、睡眠時に無呼吸になっていないかどうか、注意する必要があります。扁桃肥大があれば切除し、ひどい場合は人工呼吸器の使用を検討します。

そのほか突然死の原因としては、心不全、薬の副作用なども考えられます。

突然死は乳幼児でも起こります。その原因には中枢性呼吸障害、感染のほか、副腎皮質刺激ホルモンの反応異常の問題もあるといわれています。

## 眼の病気や視力に注意

視力が弱かったり、斜視を合併する人が少なくありません。

ものが見えづらいと生活に支障をきたしたり、運動がしにくくなります。斜視では、よいほうの眼ばかりでものを見るようになるため、使わないほうの眼が弱視になるおそれがあります。

めがねで調整したり、斜視の場合は手術を検討することもあります。

ものを見るとき首をかしげたり、眼を細めたりするようなら、眼科を受診しましょう。また、家族には見つけにくいので、一歳になったら、小児専門の眼科で定期的に検査を受けることをすすめます。

## 体温調節ができず気温の影響を受けやすい

夏の暑いときも冬の寒い日も、体温は一定を保っています。これは脳のなかの間脳という領域に、体温調節をする機能があるからです。

しかしPWSの人では間脳の機能がうまく働いていないため、体温が周囲の温度に影響されてしまいます。とくに乳幼児期には暑いと急激に体温が上昇し、寒いと低体温になったり、手足が冷たくなっています。成長しても、外気温がよくわからず、なにを着たらいいのか困る人もいます。

●対応

エアコンなどで室温を調節したり、こまめに衣服を脱いだり着せたりします。体温が高くなっているときには、脱水症を防ぐため、水分をとらせます。

発熱しているとき、かぜなどの感染症によるものかどうかを判断します。また、重い感染症では熱が出ないこともあるので、発熱以外の症状にも注意します。

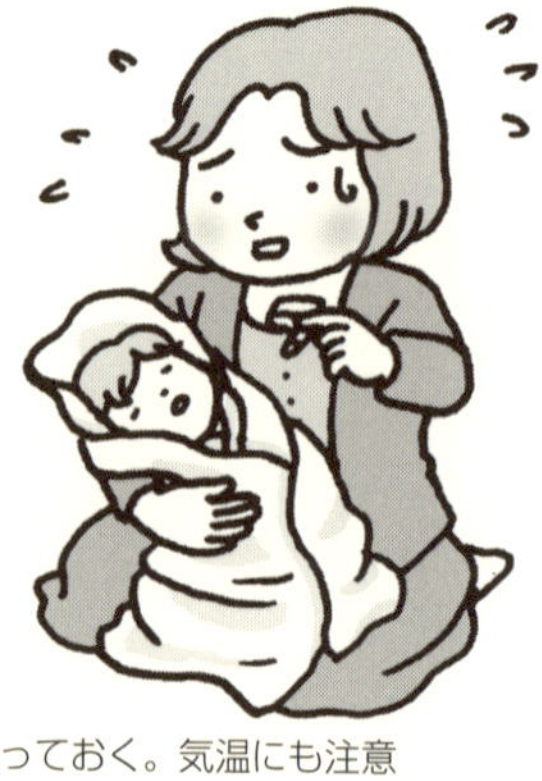

平熱を知っておく。気温にも注意

## 嘔吐しにくいので重い病気に気づかない

ＰＷＳの人は嘔吐しにくい特性があります。嘔吐は間脳が指令を出すのですが、この領域の機能がうまく働いていないためだと考えられます。

嘔吐の原因としては、食中毒や胃腸にくるかぜが多く、その他の腹部の病気や、呼吸器、耳、鼻、腎臓病でも嘔吐が起こることがあります。脳の出血や腫瘍でも起こります。このように、嘔吐は重い病気の警告サインになります。しかし、ＰＷＳの人では嘔吐がないために、重病を見逃すおそれがあります。

●対応

うがい（できれば）・手洗いを習慣づけます。

また、かかりつけの小児科医をもち、ＰＷＳのことを理解してもらうよう説明しましょう。そのうえで、熱や顔色など、軽い症状でも、なにか病気にかかっていないか相談しましょう。嘔吐がなくても下痢をしていたり、不快そうなようすなら、重い病気かもしれません。

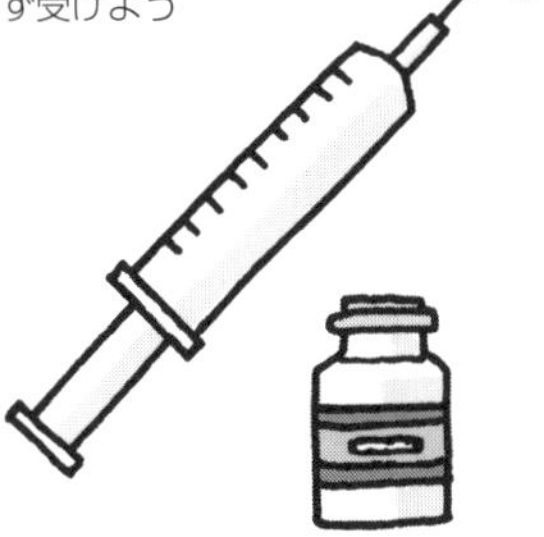

インフルエンザなど、予防注射があるものは必ず受けよう

## 痛みを感じにくいので、ケガや病気が重症化する

痛みは生命を維持するために重要な感覚です。胃腸などの痛み、ケガや骨折の痛みは、気づかなければ命にかかわります。ところがＰＷＳの人の多くは痛みをあまり感じませせん。そのため盲腸や虫歯、ケガなどが重症化することがあります。食べすぎても胃腸の痛みを感じません。食欲も落ちないので下痢をしたり、胃破裂も起こりえます。

ただし、痛みの感じ方には個人差があり、多少は感じる例もあります。注射をいやがるような子は、痛み以上に不安を感じているようです。

痛み以外にも弱い感覚があります。たとえば、温度を感じることが苦手です。熱い風呂にいきなり入ってやけどをしたり、冷たい風呂に平気でつかっていたりします。入浴前に温度を確認してください。

**●対応**

ようすがおかしいときは、重症化している可能性があります。すぐに受診してください。

出血していても気づかないことも

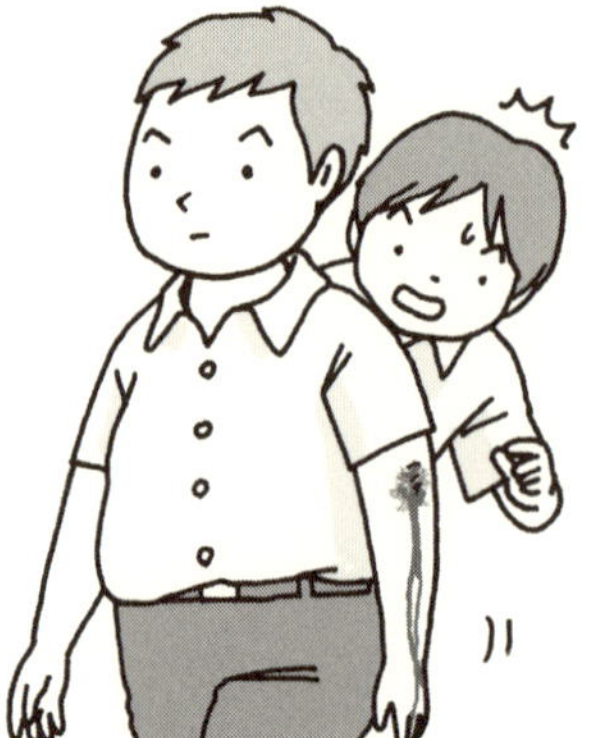

## 皮膚をかきむしり、傷を深くしたり化膿させる

かゆみに弱い特性があります。最初は虫さされなどから皮膚をかきはじめ、傷ができ、かさぶたになり、はがしてまたかきむしる、といったことが延々と続きます。クセになってしまって、手持ち無沙汰になると、ついかきむしっている、ということもあります。アトピー性皮膚炎や体温の上昇、ストレスによる不安やイライラもきっかけになります。

傷がなおらないうちにまたかきむしるため、傷が深くなったり、化膿してしまうことがよくあります。これも痛みを感じにくいという特性が関係しています。

### ●対応

かきむしりは、周囲が止めてあげなくてはなりません。自傷行為になってしまうこともあります。叱るのは逆効果です。かえって意識してひどくなる可能性があります。絆創膏《ばんそうこう》を貼っても気になってはがすようなら、貼るのはやめましょう。ストレスをやわらげ、かゆみどめの薬をこまめに塗ります。

手持ち無沙汰にならないよう、余暇の過ごし方を決めておくとよいでしょう。ストレスなどの思い当たるきっかけがなかったかを考え、できれば取り除きます。

## 薬に敏感で効きすぎることもある

薬の効き方には個人差があり、副作用も大きくあらわれる人とそうでない人がいます。体質によって使えない薬も人によって違います。

だれでも薬を使うときには、効き方や副作用に注意が必要ですが、ＰＷＳの人がなにかの病気で薬を飲むときにはとくに細心の注意が必要です。薬が効きすぎる傾向がありますし、副作用も大きく出るのです。たとえば風邪薬で眠くなる副作用をもつ薬を飲むと、一日ちかく目がさめなかったりします。生命にかかわる副作用が出ることもあります。

とくに注意したいのは向精神薬と麻酔です。一般的な処方量では多すぎたり、ほかの薬を飲んでいるときは思わぬ相互作用があらわれたりします。

アロマテラピーや漢方薬に副作用がないというのは誤解です。やはり使用には注意が必要です。

ＰＷＳの人への薬の適量については、未研究です。

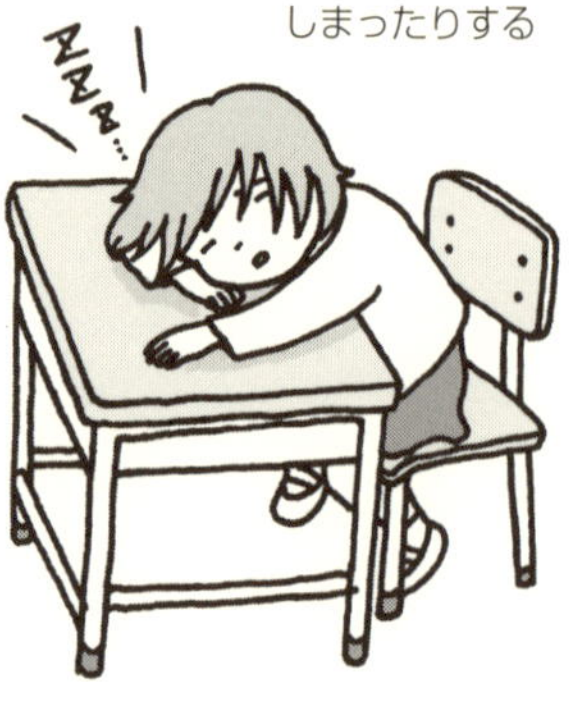


風邪薬で、深く眠ってしまったりする

## ●対応

薬を飲ませるときには、医師にＰＷＳの特性をよく話しましょう。ほかの薬との飲み合わせにも注意が必要です。もし薬を飲ませてようすが変わったら、すぐに処方した医師に連絡してください。自分の判断で急に薬をやめると危険になる場合もあるので、くれぐれも勝手に処置をしてはいけません。

歯科の治療でも麻酔を使うことがありますが、ＰＷＳでは一般の小児より注意が必要です。

治療後も神経系に麻酔の影響が残ることがよくあるので、しばらくは変わったようすがないか注意します。帰宅するのは安全を確認してからに。

麻酔薬が効きすぎるのは、間脳からの副腎皮質刺激ホルモンの分泌が不足しているときにも起こります。ＰＷＳではこのホルモンの反応が低下していることがあるので、外科的な手術前には、副腎皮質刺激ホルモン検査を検討します。

麻酔を使うような処置をしなくてすむよう、歯の定期検査を受けよう

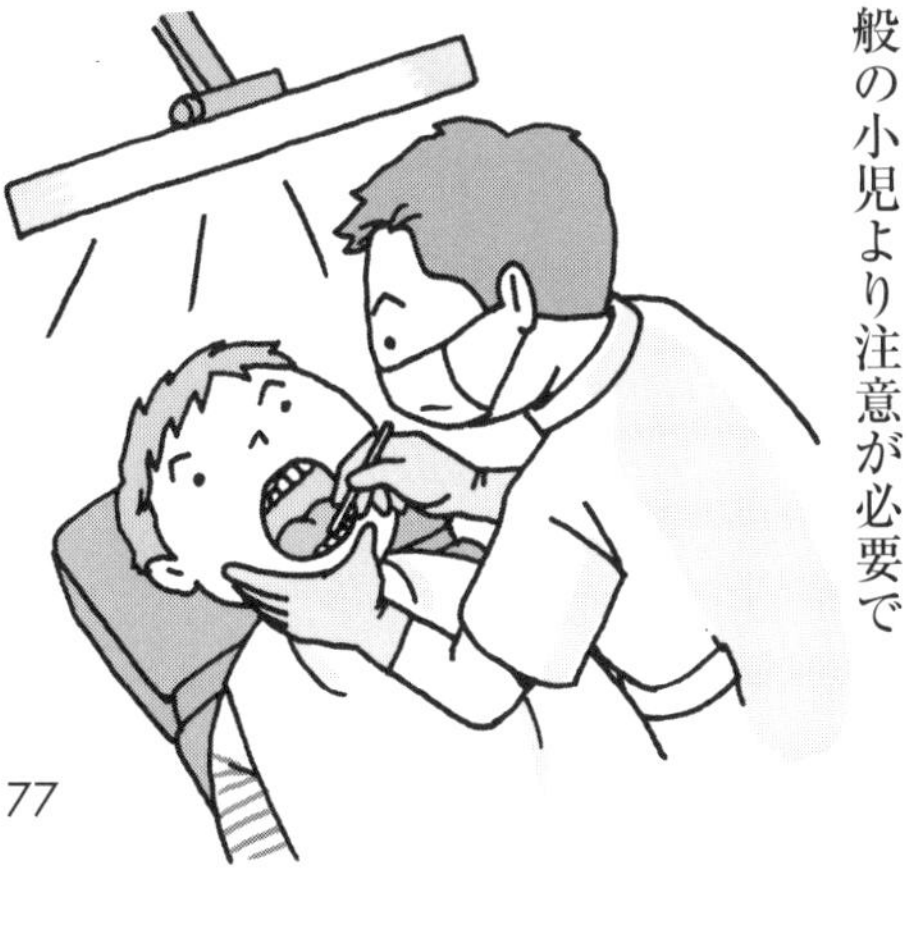

## 虫歯がひどくなりやすい

痛みを感じにくいため、虫歯が進行しても気づきにくいのです。また、ＰＷＳの人はエナメル質が薄く唾液が少ないため、はえたばかりの乳歯が全部虫歯になってしまった例すらあります。唾液には食べ物の消化を助けるだけでなく、口腔《こうくう》を清潔に保つ役割もあるのです。

歯科では口腔乾燥専用の歯磨き粉、ガム、洗口液などもありますから、歯科医に相談を。歯磨きは唾液腺の刺激にもなります。その意味でもまず歯磨きをきちんとおこないましょう。

先述したように麻酔治療はなるべく避けたいので、乳歯のうちから定期的に受診しましょう。どこの歯科を受診するかは、かかりつけ医に相談して紹介してもらうとよいでしょう。

**乳歯の名称**

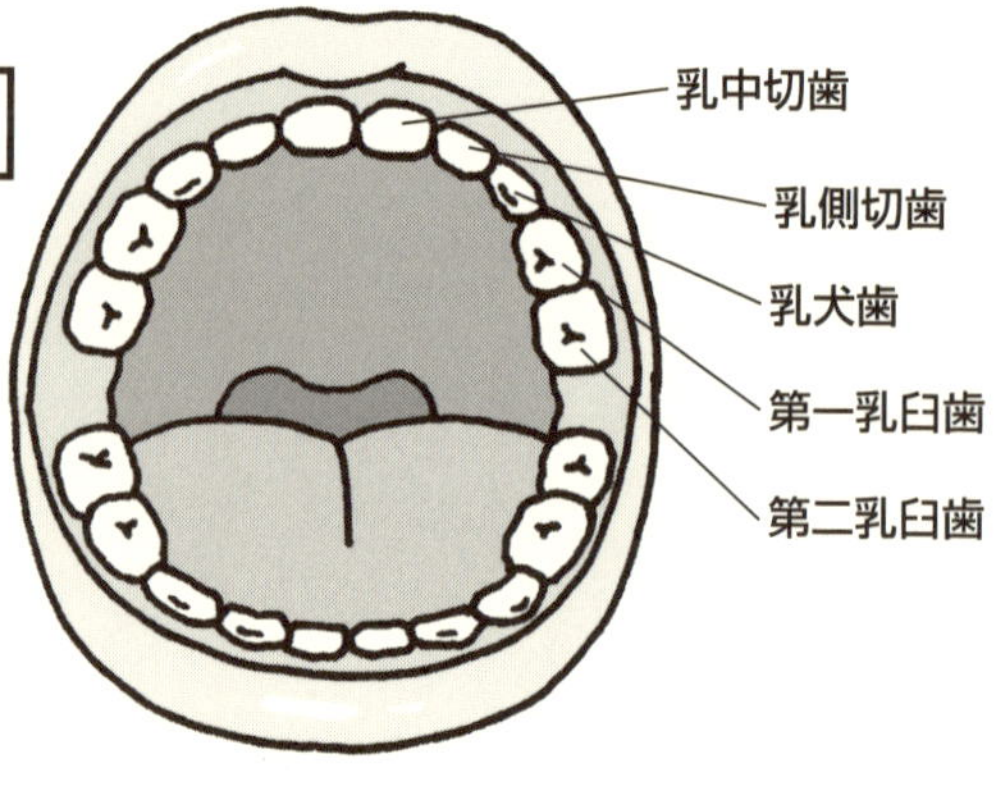

乳中切歯
乳側切歯
乳犬歯
第一乳臼歯
第二乳臼歯


乳歯がはえる順番はPWSでは人によって違うこともある

# 第4章

◎

# 周囲の対応で暮らしやすくなる

育て方や対応のしかたを知っておけば、
親子とも暮らしやすくなるでしょう。

## 赤ちゃんのときから気をつけたいこと

個人差が大きく、年齢によって変わっていくので、こうすればいいという決定的な方法はありません。共通するのは、愛情と信頼がいちばん必要ということです。

望んでいた赤ちゃんと違っていたら、母親はつらいでしょうし、健康に産んであげたかったと思うことでしょう。しかし、それは親の責任ではありません。これから正しい知識や情報を得て、わが子をよく見ながら、なにが必要なのか、どんな育て方がわが子に合っているのかをさがしていきましょう。

赤ちゃんのときには、あまり泣かず、おとなしい傾向があります。放っておかず、とにかく抱っこしてあげましょう。そして筋肉の発達を促すよう、体を動かすような遊びを親子でいっぱいしましょう。

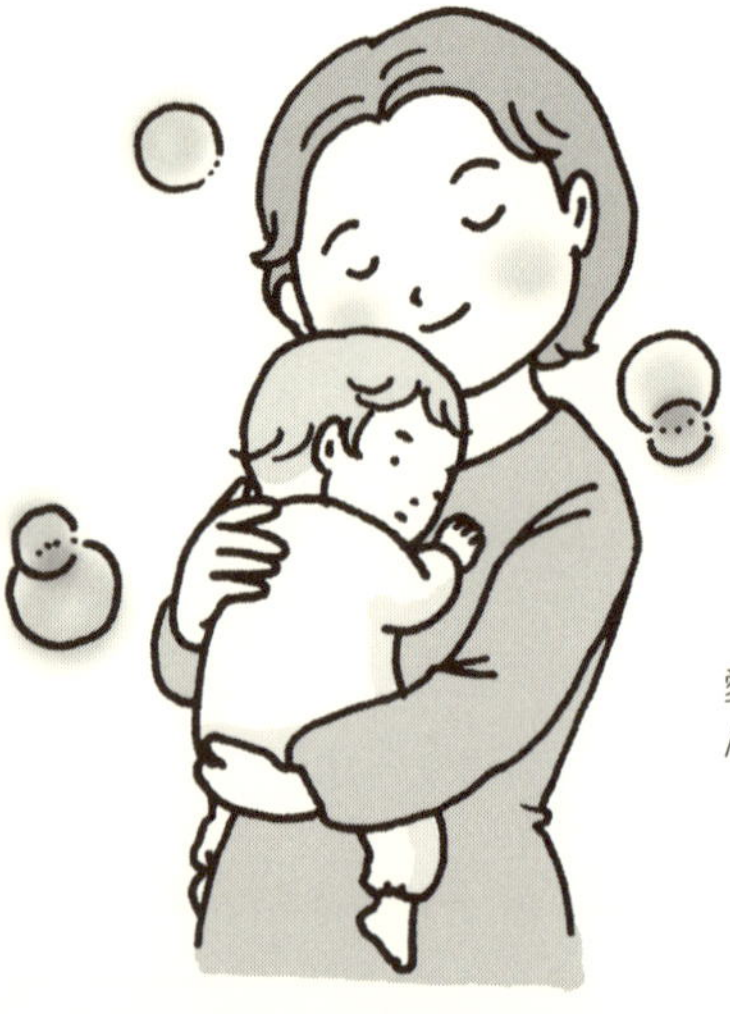

愛情たっぷり、たくさん抱っこして

# 年代による注意点

## 乳児期〜幼児期

筋緊張が低いため、あまり泣かず、動きも小さいが、母親を呼びたい気持ちはある。小さな要求を見つけよう。友達への興味もあるが、表現がうまくできないので、周囲がカバーする。運動面の発達はゆるやかなので、赤ちゃん体操（P82参照）をするとよい。第一次反抗期は強くないがある。かかりつけ医をもち、定期的な診察を受けるようにしたい。

## 学童期

食欲が進み、がんこさやパニックが見られることがある。発達のアンバランスさを理解しよう。社会性、情緒、意欲、体力を育てる時期。わかりやすい言葉で説明し、マナーもくり返し教える。集団生活にうまくなじめるよう、安定した親子関係をもてるようにするためにも、周囲の協力が欠かせない。第二次性徴は遅れる傾向。

## 思春期〜成人

自我が確立する時期は、だれでも悩むが、PWSでは、同じことが頭の中で空回りし、うずまき、どうしたらいいかわからなくなってしまうことが多い。自立を焦らせず、本人を尊重し、愛情を言葉や態度で表現し、支えていく。食べ物の誘惑からの保護も必要。トラブルがあったときは、不安や心配をかかえていないか考えて、まず安心感を与える。

レッスン①

# 親子で楽しく赤ちゃん体操

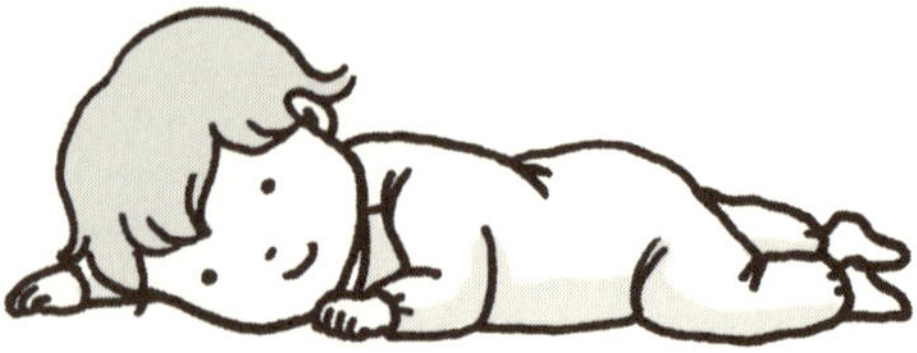

### 背筋をつける

生後１ヵ月ごろになったら、うつぶせ寝をさせてみる。顔を横に向け、呼吸が苦しくないことを確認。両手は前に。そのまま眠ってしまわないように注意して。

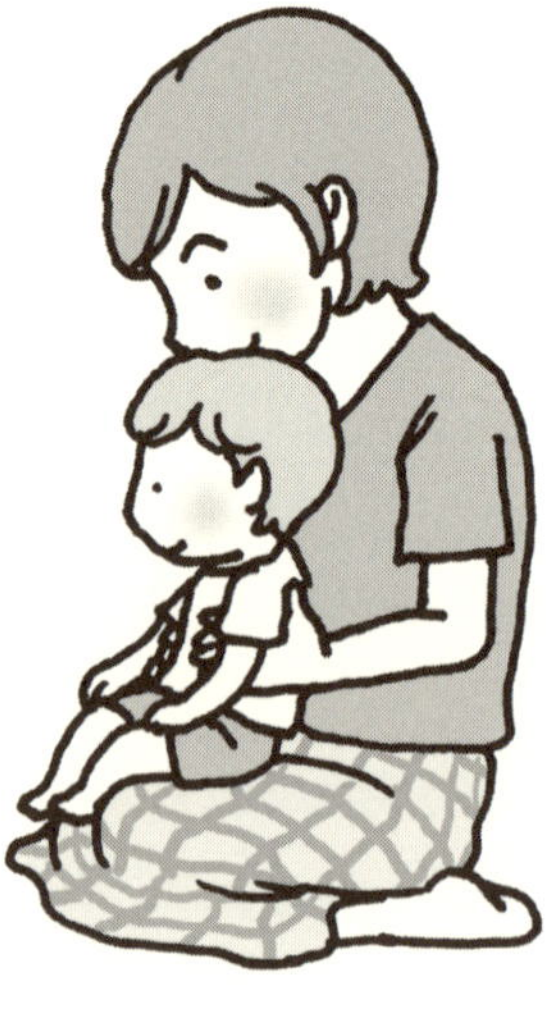

### 体を支える力をつける

首がすわったら、母親のひざの上にすわらせる。両手でわきを支え、後ろによりかからせず、赤ちゃんの体を少しゆらす。向かい合って話しかけながらおこなってもいい。

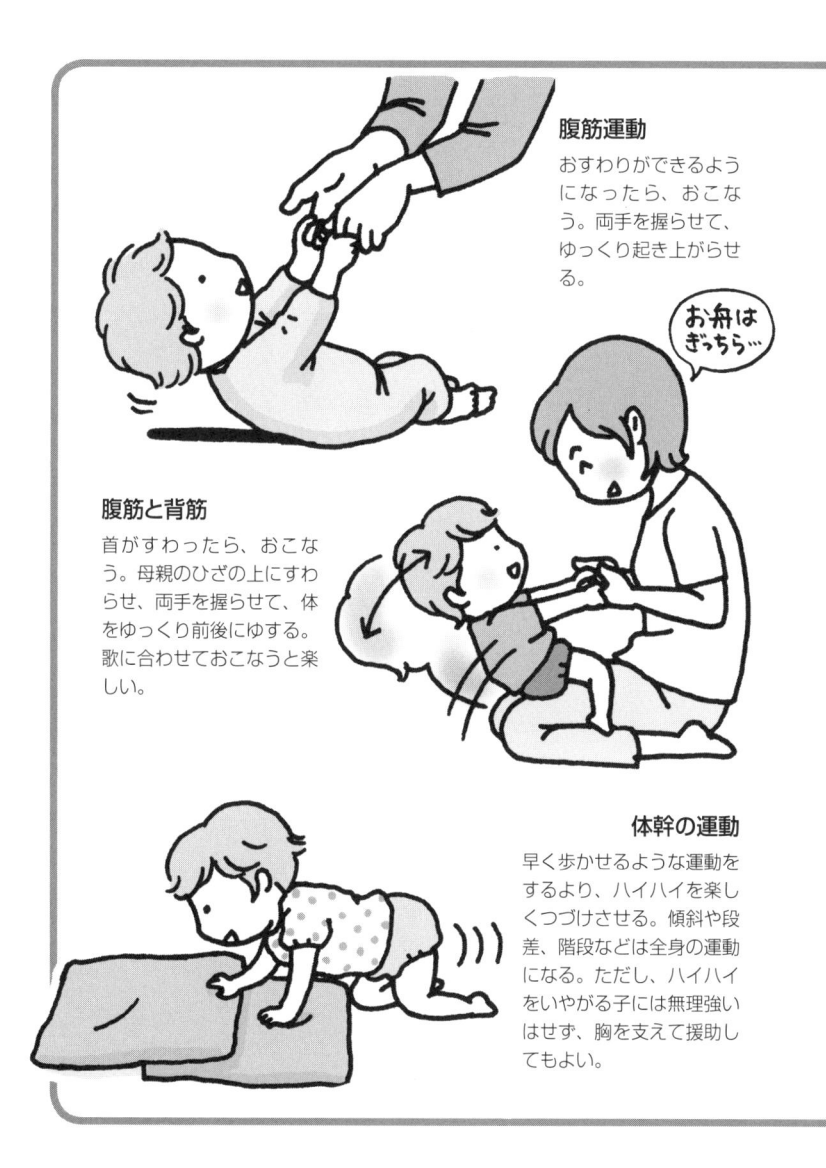

### 腹筋運動

おすわりができるようになったら、おこなう。両手を握らせて、ゆっくり起き上がらせる。

### 腹筋と背筋

首がすわったら、おこなう。母親のひざの上にすわらせ、両手を握らせて、体をゆっくり前後にゆする。歌に合わせておこなうと楽しい。

### 体幹の運動

早く歩かせるような運動をするより、ハイハイを楽しくつづけさせる。傾斜や段差、階段などは全身の運動になる。ただし、ハイハイをいやがる子には無理強いはせず、胸を支えて援助してもよい。

## 離乳食は量を減らさずバランスよく

赤ちゃんのときには哺乳力が弱いため、経管《けいかん》栄養は一時的なら検討してもよいでしょう。使いこんだようなやわらかい哺乳用乳首を使えば飲める子もいます。

離乳食の時期になると、肥満のことが気になるため、量を少なくしがちです。与えるといくらでも食べる子には注意が必要ですが、食べる量を減らすと、今度は栄養が十分にとれなくなり、発育に影響を及ぼします。体重の変化も見ながら、必要な量と栄養はきちんととれるようにします。

ただし、この時期に甘い味はおぼえさせないことが大切です。水分は清涼飲料やジュース以外のもので与えます。水やお茶類は飲まない子が多いのですが、のどが渇く暑い日をきっかけに、飲み始めるようです。

**歯の手入れを**

離乳食を食べるようになったら、歯がはえていなくても、口腔を清潔に保つよう、手入れが必要です。いずれはえ替わるからと放っておかないでください。永久歯にも影響します。

食事がすんだら、口をゆすぐように水かお茶を飲ませます。できるようになったら、ブクブクうがいをさせます。正しい手入れのためには、小児専門の歯科医を受診して指導を受けます。

## 授乳の注意

**ミルクは薄めない。規定の濃度で**
**哺乳力が弱いなら、経管栄養を一時的に考える**

## 離乳食の注意

### 量も栄養も、多すぎても少なすぎてもよくない

炭水化物もタンパク質も脂質も不足しないように。脳や体をつくるために欠かせない。とくに脂質は肥満の心配があると減らしがちだが、脳の発育に必要。

### エネルギーを調整する

１日の摂取エネルギーは、まず本人の身長１cmあたり10kcalから始め、身長・体重の増減を見て調整する。個人差が大きいので、小児科医や管理栄養士に相談したほうがよい。

### すぐに飲みこめるようなものは避ける

めん類のように、つるっと食べてしまうものは、丸飲みを増長し、量を食べすぎることがある。なるべく避けたいが、食べさせるときは、太いめんを短く切り、野菜と煮るなどの工夫を。

### 甘い味を早くからおぼえさせない

砂糖の甘みは子どもが大好きなうえ、高エネルギー。使うなら少量で。注意したいのは飲み物。清涼飲料やジュースに慣れると、お茶や水を飲まなくなる。

### おやつは1回

量を決めて与える。おやつの内容は、くだものやヨーグルトなどで甘みの少ないものを選ぶ。食事の１回量を減らす目的もある。

## 記録ノートへの書き込みを習慣づける

身長と体重を定期的に測って記録しておくことをすすめます。ＰＷＳの子は体重の変動が大きく、短期間に増えたり減ったりします。少なくとも二歳までは、二日から一週間に一回くらいは計測します。とくに離乳食の期間に体重が増加しにくいことがあるので、測って医師に見せ、相談したほうがよいでしょう。

その後は一ヵ月に一回は計測します。毎日顔を見ていると、かえって変化が見えにくいのです。体型が変わってきたと感じたときには必ず計測します。食事の量や内容を見直す手掛かりになります。体調がわるいときに見直したり、医師を受診するとき持参します。

左は記録ノートの例ですが、毎日書き込む必要はありません。また、全部の欄をうめる必要もありません。なにごとも義務にするとつらくなるものです。

このようなノートでなくても、なんでも書き込める専用のノートを用意するだけでもいいのです。気づいたことを、気づいたときにメモします。おもしろかったこと、楽しかったこと、家族との会話、トラブルが起きたときどうやって解決したか、医師から受けたアドバイスなど、記録しておきます。あとで見直すと、いろいろなことが見えてきます。

## 記録ノートの例

| 項目 \ 月日 | | / | / | / |
|---|---|---|---|---|
| 体重 | | | | |
| 身長 | | | | |
| 食事（エネルギー） | | | | |
| 気づいたこと | 医療面 | | | |
| | 家庭で | | | |
| | 園、学校、職場で | | | |

# 身長・体重曲線

身長と体重のバランスを見ます。

**男子**

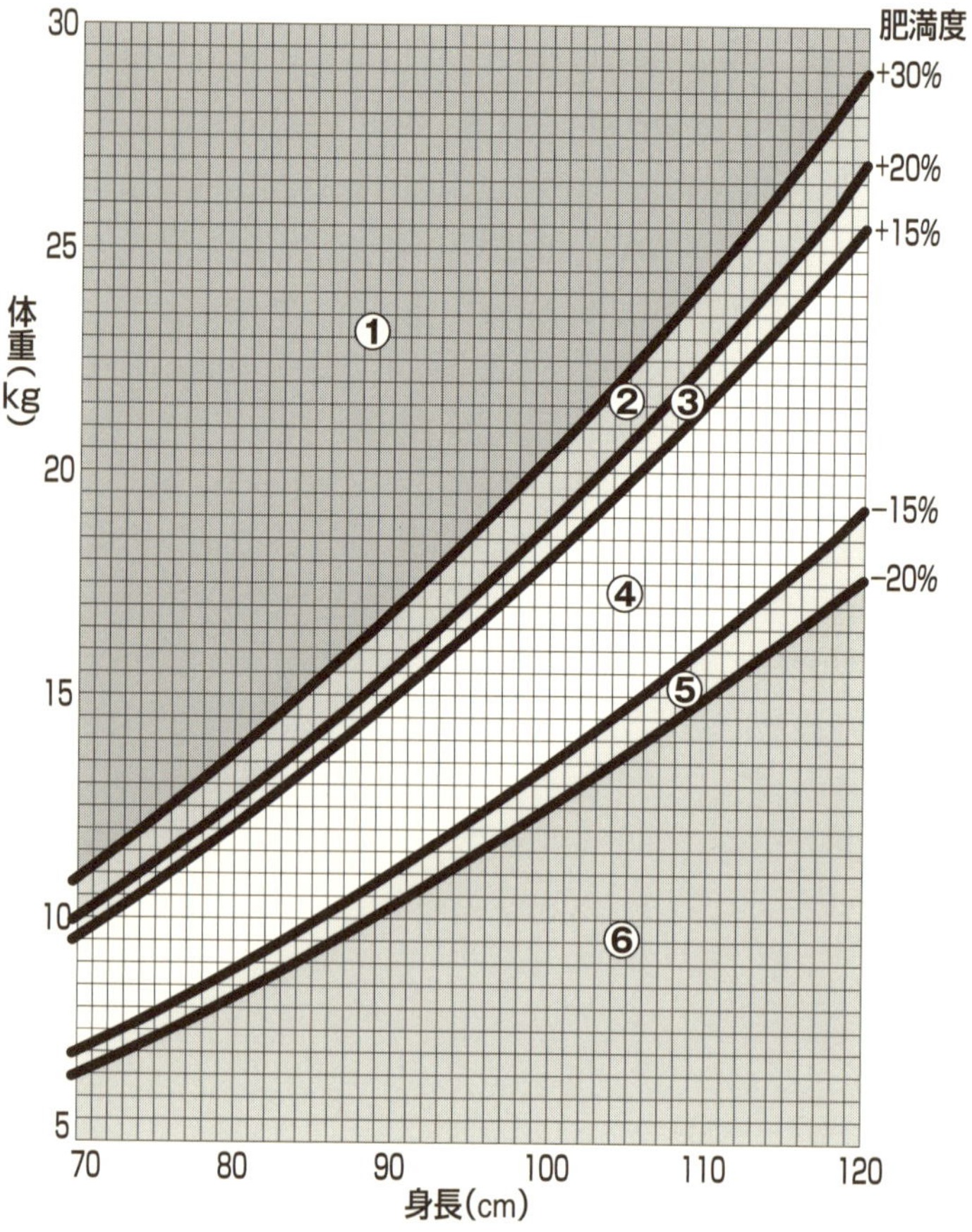

| 判定表 | | |
|---|---|---|
| | ① ＋30%以上 | 太りすぎ |
| | ② ＋20%以上＋30%未満 | 太りぎみ |
| | ③ ＋15%以上＋20%未満 | やや太りぎみ |
| | ④ ＋15%以上－15%未満 | ふつう |
| | ⑤ －15%以下－20%未満 | やせ |
| | ⑥ －20%以下 | やせすぎ |

**女子**

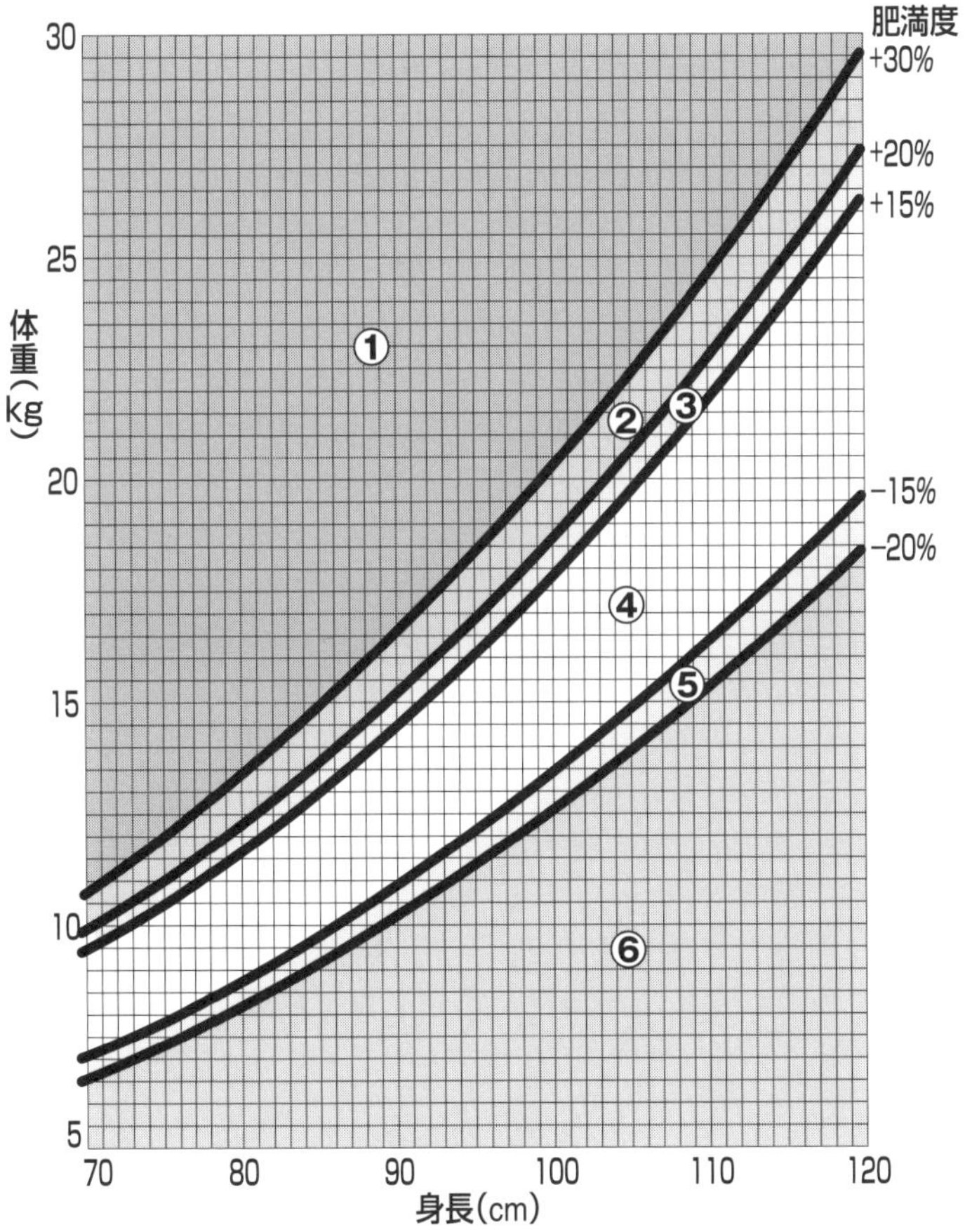

## 太りだしたら食事と運動を見直して

年齢が上がると、きちんと食事管理をしているつもりでも、体重が増えてくることがあります。その場合は、量だけでなく食べさせ方や運動も見直します。

決めた量より多めに食べさせていないでしょうか。理由はさまざまです。たとえば、本人が喜ぶから、本人の懇願に負けて、といった親の「愛情」による結果です。食べていればおとなしいから、という大人の都合を優先した人もいるでしょう。

多くのケースで、運動量が少なくなっています。厳しい食事制限をするより、親子遊びをたっぷりしましょう。

食事では三つのことが大切です。①糖質だけを減らす。②たんぱく質を多くする。③脂肪は減らさない。たんぱく質や脂肪を減らすと代謝の問題を増やし、かえって食欲を増します。これは国際PWS連盟の研究で証明されています。

**消費エネルギー**
30分間で平らな道を
1.8km歩いた場合
75〜90kcal

男子60kg、女子50kgの例

**摂取エネルギー**
ご飯1杯218kcal

動いて筋肉ができると
基礎代謝が増え、消費
エネルギーも増える

## 子どもの好きな野菜ベスト10

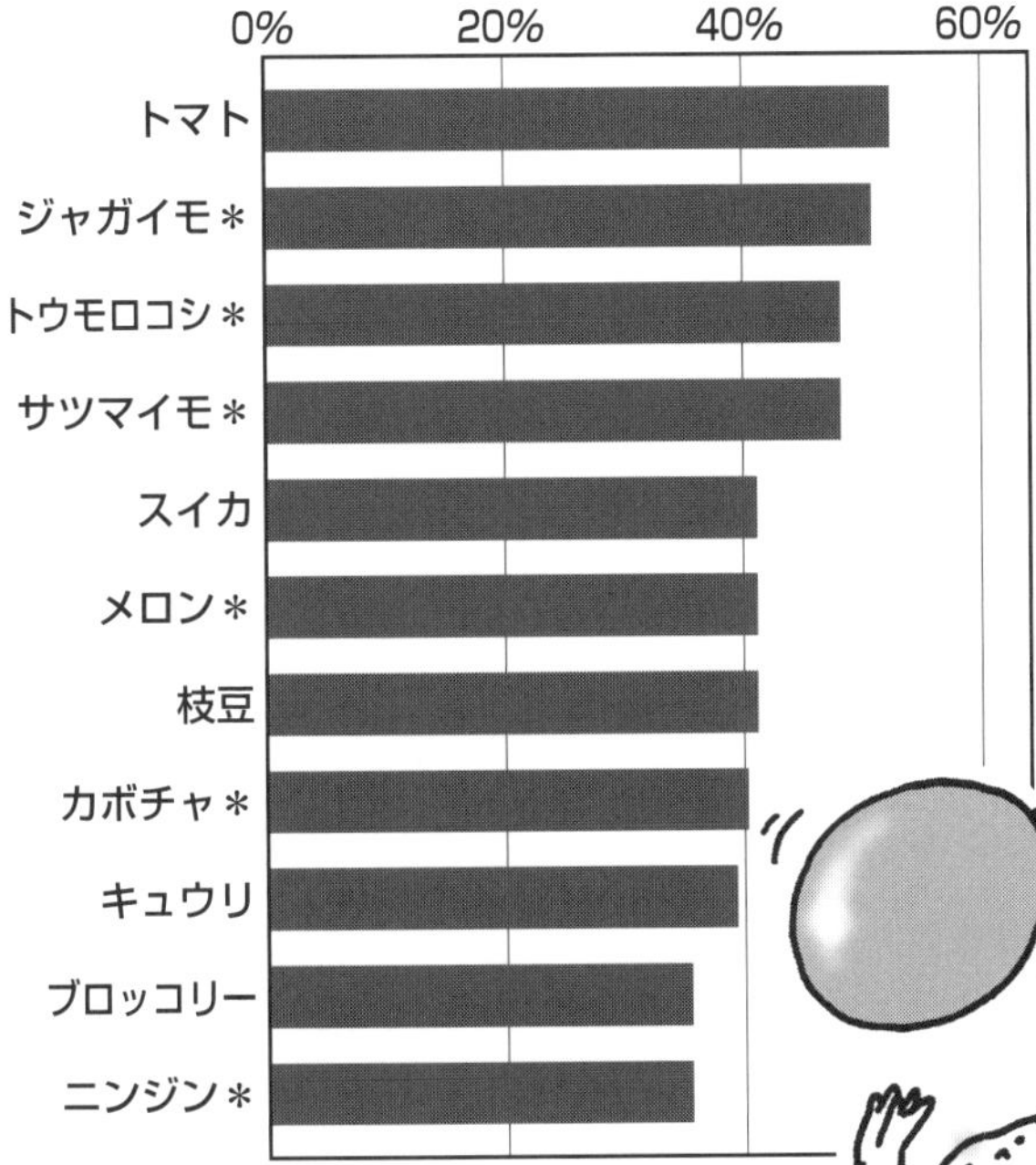
0%
20%
40%
60%
トマト
ジャガイモ＊
トウモロコシ＊
サツマイモ＊
スイカ
メロン＊
枝豆
カボチャ＊
キュウリ
ブロッコリー
ニンジン＊

食事内容も見直す。野菜が
少なくなっていないか

タキイ種苗「2020年度 野菜と家庭菜園に関する調査」より
12歳以下214人。ニンジンは同率10位
ただし、糖質の多い野菜＊はPSWでは控えたい

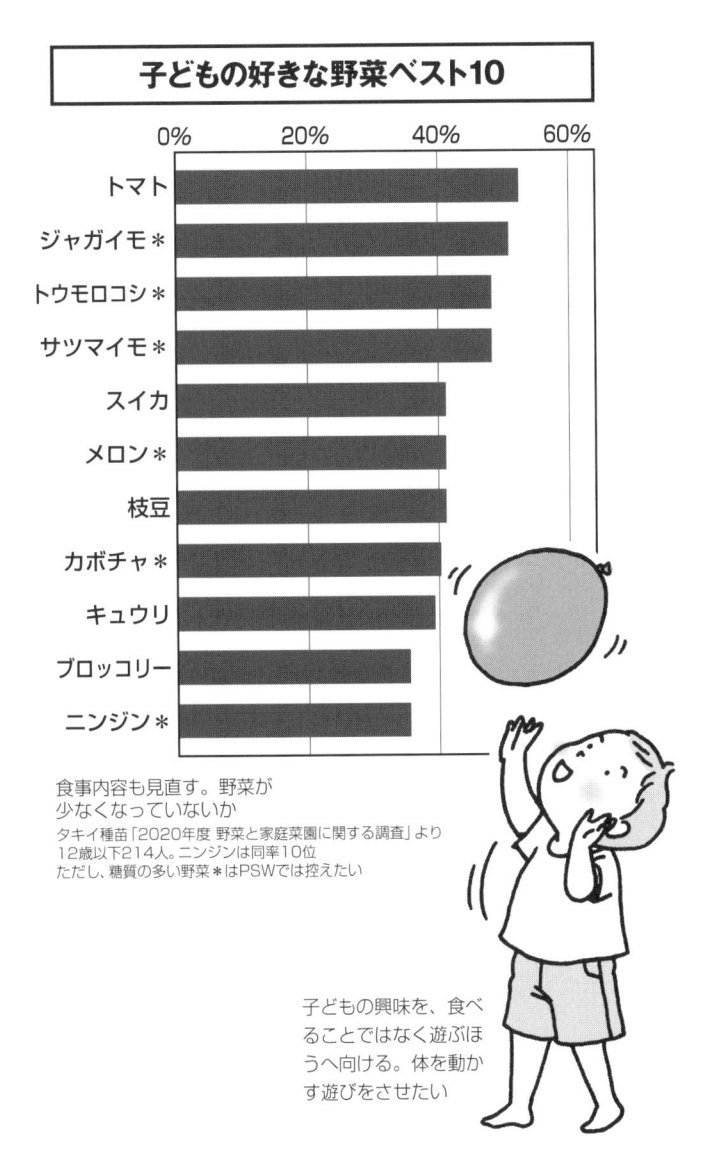

子どもの興味を、食べることではなく遊ぶほうへ向ける。体を動かす遊びをさせたい

## 食べ物の誘惑から保護する

食べることの誘惑から逃れられないと、食べるために知恵をしぼり、あらゆる手をつくします。食べ物をあさったり、ためこんだり、隠したり、盗んだり、食べ物を買うためのお金を盗んだりすることがあるほどです。

本人は叱られることはわかっていますが、理性の問題ではないのです。本人にはどうにもならないことだと、ぜひ理解してください。

周囲は、本人を食べ物から守ることがもっとも大切です。食べ物に近づかないような工夫をしましょう。

また、本人は満足する食事ができるかどうかいつも不安をかかえています。食事時間は決め、おやつの回数や時間も決め、それを守ります。ほかの家族や周囲の人にもこういった特性を伝え、協力してもらいましょう。

### 外出時の食事は

いつもと違う一日になることは不安です。とくに食事がきちんととれるかどうかで、頭がいっぱいになります。

外出前に、食べ物に関する心配をとり除きます。お弁当をもっていくか、外で買うか、レストランに入るか。おやつや飲み物はどうするか。時間はいつもと同じか、ズレるか。あらゆることを伝えておきます。

## 対応の例

食べ物を保管している棚や冷蔵庫にカギをかける必要もある

食事の時間がずれるときは、事前に知らせる

食事やおやつの時間を決め、守る

本人の前で、ほかの人が別のもの（本人から見てごちそう）を食べない

余分な食べ物があるのに食べずにがまんしたときは、ほめる

匂いには敏感。食欲がそそられ、落ち着かなくなる

余分な食べ物の入手方法や隠し場所に注意し、予防する

余分なお金を渡さない

食べ物を罰やほうびの具に使わない

ひとりで買い物に行かせない

いざとなったらカギをかけて。こんなにせずとも、業務用カギつき冷蔵庫もある。別に本人用の小さな冷蔵庫を用意してあげるのもよい

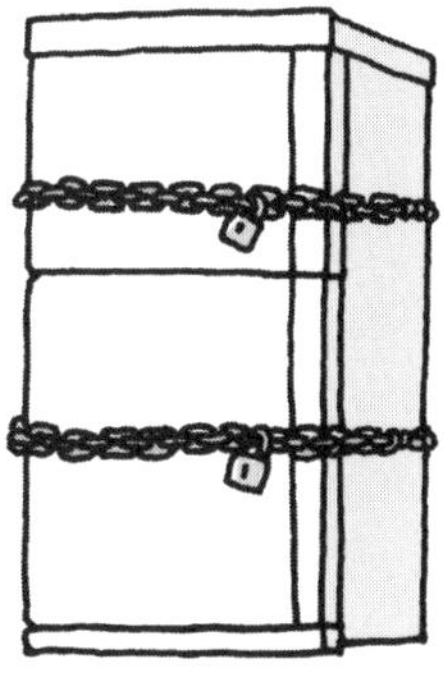

## 支援のネットワークをつくろう

ＰＷＳの特性や、それによって生じる悩みに、家族だけで対応するのは無理です。子どもがＰＷＳだと公言するには勇気がいるというのなら、特性だけを伝えてもいいのです。ひとりでがんばろうと無理をするより、できるだけ多くの人の協力を得るほうが、結局は子どものためになるのです。

医療や福祉の関係者はもちろん、保育士、教師、同年代の子どもとその保護者、親族、近所の人にも、ＰＷＳの特性を伝えます。理解者が増えると、支援のネットワークができあがります。

ネットワークのつくり方に悩んだときには、日本プラダー・ウィリー症候群協会（142ページ参照）に相談を。援助を求めることを、ためらわないでください。

**専門医はどうやって見つける?**

二〇〇九年に難治性疾患に指定されたので、これまでよりＰＷＳへの理解は広まっています。

小児内科や小児内分泌科で、愛情をもってＰＷＳについて理解しようとしてくれる医師ならベストです。

上記の協会に問い合わせてもいいでしょう。ただ、協会が把握していなくても、診察している医師は大勢います。まずは、かかりつけ医に相談してみてください。

## 支援はさまざまな視点と立場から

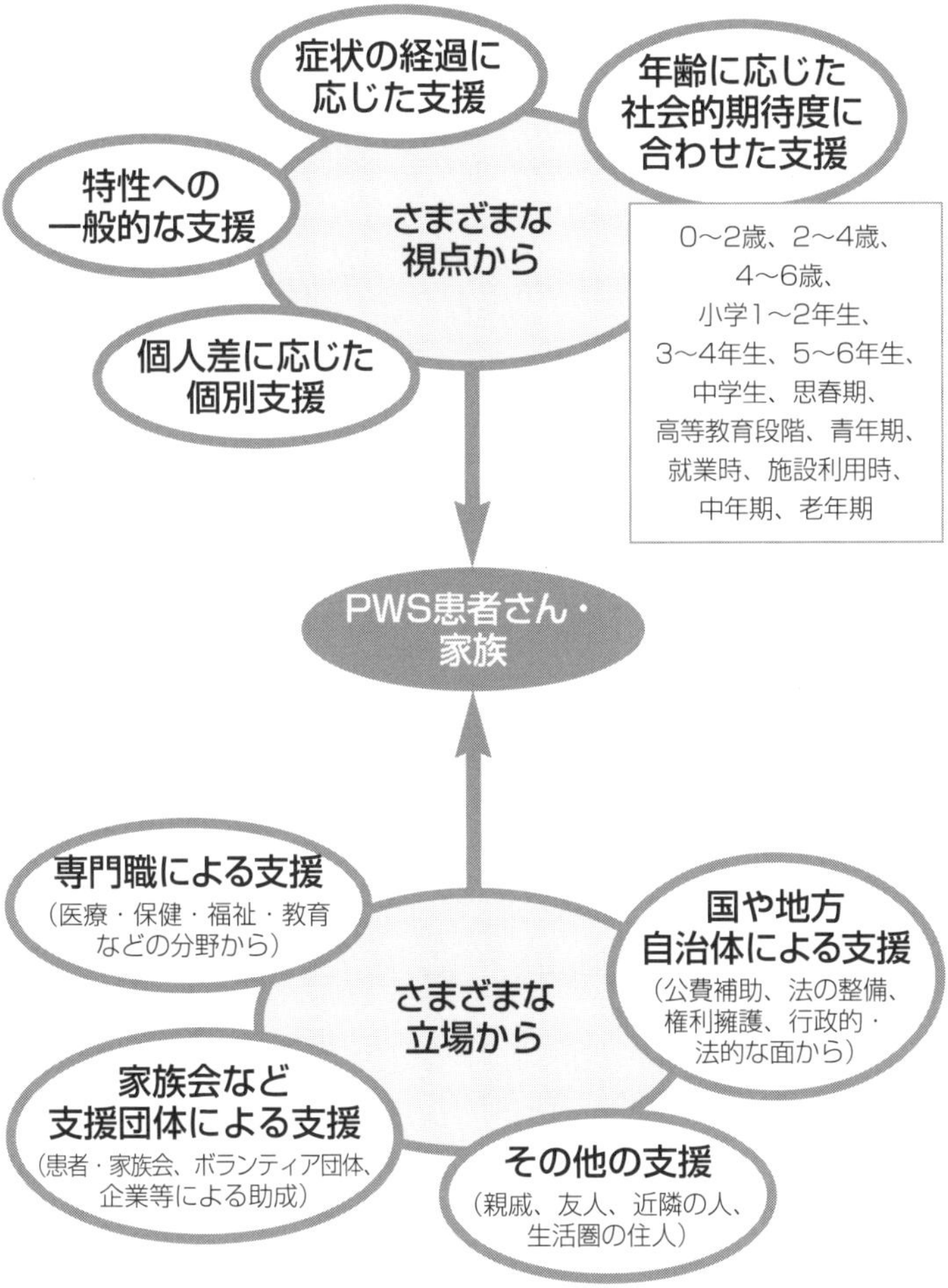
症状の経過に
応じた支援
年齢に応じた
社会的期待度に
合わせた支援
特性への
一般的な支援
さまざまな
視点から
個人差に応じた
個別支援
0〜2歳、2〜4歳、
4〜6歳、
小学1〜2年生、
3〜4年生、5〜6年生、
中学生、思春期、
高等教育段階、青年期、
就業時、施設利用時、
中年期、老年期
PWS患者さん・
家族
専門職による支援
（医療・保健・福祉・教育
などの分野から）
国や地方
自治体による支援
（公費補助、法の整備、
権利擁護、行政的・
法的な面から）
さまざまな
立場から
家族会など
支援団体による支援
（患者・家族会、ボランティア団体、
企業等による助成）
その他の支援
（親戚、友人、近隣の人、
生活圏の住人）

## 特別支援教育を受けられるように

近年、知的障害の有無にかかわらず発達障害のある子に対して、特別支援教育が始まっています。ＰＷＳも当然、特別支援教育が必要な障害に入ります。

入学前に、学校側と十分な話し合いをもちましょう。教師がＰＷＳの特性は食欲の問題だけだと誤解していることも少なくありません。もちろん、給食のことや食べ物の管理についてはお願いしないとなりません。それだけでなく行動や認知の特性についてもよく説明し、友達や教師、本人が困ることなく学校生活を送れるよう、理解を求めます。

できれば実際の教室の状況を見学します。場合によっては、その子への個別教育プログラムを作成してもらうような話し合いも必要です。

**療育とは**

発達障害や身体障害などがある子どもへの「治療的な教育」のことを、療育といいます。

子どもが生活しやすくなるように、その子に応じた、適切な暮らし方を教えます。

障害によって生じる困難が軽減され、治療的な効果が得られます。解釈が多様化していることもあり、現在は発達支援の語として用いられることが多いようです。

## 特別支援教育

| | |
|---|---|
| 特別支援学校 | 特別支援を必要とする子どもだけを対象とした学校。かつては養護学校（知的障害、肢体不自由、病弱などが対象）・盲学校・聾学校に分かれていましたが、現在は特別支援学校という名称に統一されました。日本全国で約1000校あり、幼稚部から高等部まであります。各教科の学習や生活面にも、個別のきめ細かい支援がおこなわれます。 |
| 特別支援学級 | 一般の小中学校内にある、特別支援を必要とする子ども対象の少人数学級です。人数は１学級あたり最大８人。知的発達障害と情緒障害で分かれているところもあります。教育課程は基本的には通常学級と同様ですが、通常学級との交流が日常的にできることが、特別支援学校との大きな違いです。個々の障害特性に合わせた特別な教育が受けられます。 |
| 通級指導教室 | 通常学級に在籍している、障害の比較的軽い子が、一定時間通う教室です。教科の勉強は基本的に通常学級で受け、通級指導教室では、苦手な課目や自立活動への指導を受けます。自立活動とは、生活する力を身につけるための活動。特性の把握、ライフスキルの習得、人間関係の理解などについて、指導が受けられます。 |

＊通常学級や支援学級では、特別支援教育にあたり支援員が教室に入ることが多くあります。支援員は子どもに合わせたきめ細かい支援をするための大きな役割をもっています。PWSの特性について説明し、理解してもらいましょう。

## レッスン②

# 言い争いは、早めに避けるのが無難

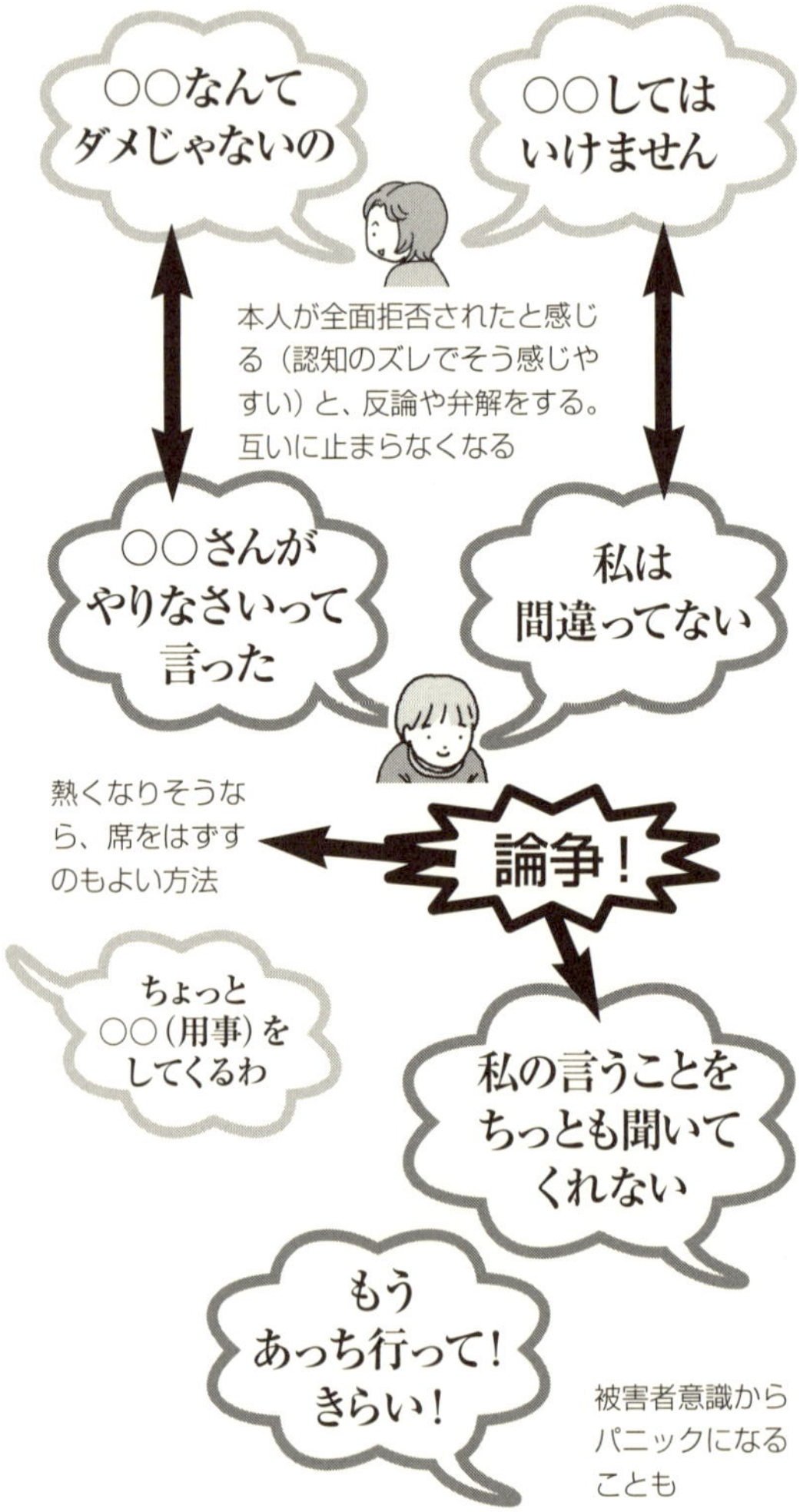
○○なんて ダメじゃないの
○○しては いけません
本人が全面拒否されたと感じる（認知のズレでそう感じやすい）と、反論や弁解をする。互いに止まらなくなる
○○さんが やりなさいって 言った
私は 間違ってない
熱くなりそうなら、席をはずすのもよい方法
論争！
ちょっと ○○（用事）を してくるわ
私の言うことを ちっとも聞いて くれない
もう あっち行って！ きらい！
被害者意識からパニックになることも

### 拒否せずに聞き、対決しない

答えが返ってこないことも多く、一回では理解していないことも多いので、いろいろな言い方で話しかけてみる

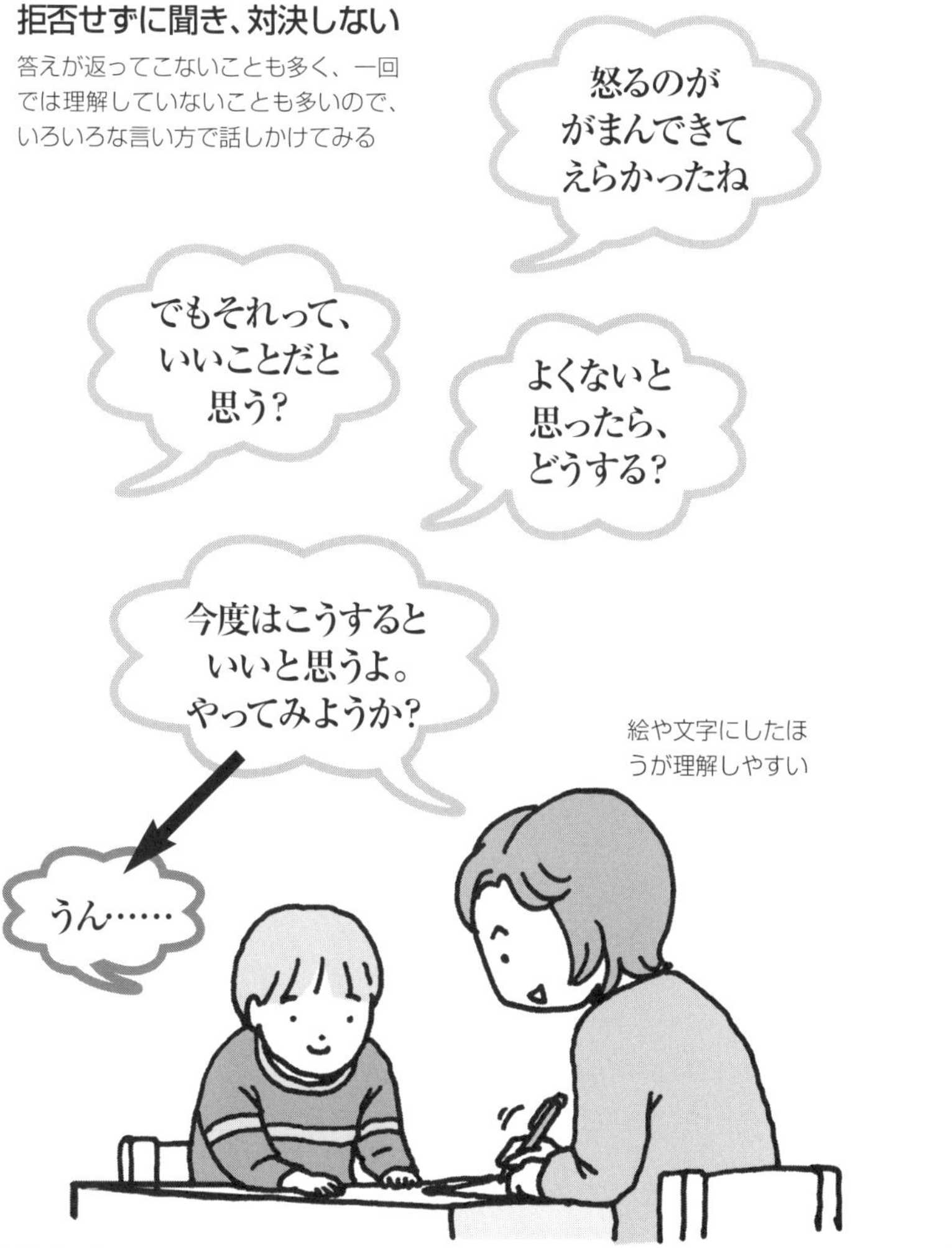
怒るのがまんできてえらかったね
でもそれって、いいことだと思う？
よくないと思ったら、どうする？
今度はこうするといいと思うよ。やってみようか？
うん……
絵や文字にしたほうが理解しやすい

## 福祉の制度をじょうずに利用する

現在、知的発達障害を伴っている場合には、療育手帳が交付されます。ＰＷＳでも、ほとんどの子どもが手帳を取得しています。

療育手帳は、知的発達障害がある人が福祉サービスを受けるために取得する手帳です。子どもの場合には、その扶養者が、児童扶養手当や税金控除などのサービスを受けられます（ただし所得制限あり）。

医療費だけでなく、なにかと負担がかかります。福祉の制度を利用して負担を軽減しましょう。なお、療育手帳の名称やサービス内容は、地域によって異なります。くわしくは、役所の福祉担当窓口に確認してください。

また、二〇歳になると障害年金の対象になるので、二〇歳の誕生日から三ヵ月以内に申請してください。

**療育手帳の申請**

**申請者は本人または保護者**

⬅

**役所の障害福祉課や児童相談所などに連絡**

⬅

**面接や検査などを受ける**

⬅

**知的障害の判定を受ける**

⬅

**印鑑・顔写真などを提出**

⬅

**手帳が交付される**

# 第5章

◎

# 対症療法と認知行動療法を中心に

医療機関や専門の療育機関でできる
治療法について解説します。

## 染色体検査でわかる場合、わからない場合

生まれてすぐに、ＰＷＳかもしれないと気づいたら、染色体検査がおこなわれます。これは新生児のスクリーニング検査の項目には入っていません。親と医師が話し合って、検査をおこないます。

まず染色体G分染法、ＦＩＳＨ法によって一五番染色体の欠失の有無が診断されます。欠失のない場合は、メチレーション検査をおこなって刷り込みパターンがＰＷＳ型であることを確認し、診断します。

ごくまれに、どの検査でもＰＷＳであるという結果が出てこないこともあります。症状や特徴から、ＰＷＳだろうと想定されるのですが、検査では確認できない場合です。これは遺伝子の構造に原因があるためだろうと考えられています。

こうした検査ができる医療機関はまだあまりないのが現状です。産婦人科や小児科、かかりつけ医から専門医を紹介してもらうことになるでしょう。

ＰＷＳと診断された場合、どのような治療をしていくか、医師とよく相談します。定期的に診察を受け、必要な検査があれば、そのつどおこないます。

## 医学的な治療法

発育や生活の質を向上できるよう、症状に応じた治療をおこないます。治療のガイドラインはまだありませんが、原則はほぼ以下のような内容です。

**●運動療法（理学療法）**

肥満予防、筋肉の発育のために不可欠

**●作業療法**

手と体の協調性を高める

**●食事療法**

過剰または過少にならないよう、管理栄養士が指導

**●ホルモン補充療法(1)**

成長ホルモンを補充。身長の伸びと筋肉の発達を促す

**●ホルモン補充療法(2)**

性ホルモン補充など。第二次性徴の発現を調整する

**●認知行動療法**

行動のコントロールのためにおこなう

**●その他の対症療法**

必要に応じておこなう

外科的治療（停留精巣、斜視、扁桃・アデノイド肥大など）

内科的治療（呼吸管理、感染症の診療、糖尿病など）

精神的治療（成人でストレスから精神に支障をきたした場合）

歯科（虫歯の予防と治療）

**●言語療法**

発声、発音、言葉の表現などの指導

さらに、正しい摂食のための口の動きの指導

## ホルモン補充療法で身体症状を軽減する

身体的な症状の多くは、ホルモンの分泌が不足しているために起こります。ホルモン補充療法は根治療法ではありませんが、身体症状を軽減・改善することができます。

### ●成長ホルモン

小児で低身長の場合、成長ホルモンの補充治療をおこないます。また、成長ホルモンには筋肉の発育を促す作用があるので、体組成《たいそせい》や基礎代謝の改善になります。肥満の改善にもつながります。筋肉ができてくると脂肪組織が減るうえ、基礎代謝が上がるからです。

しかし、後者の目的のための補充療法は、日本では現在おこなわれていないのが実情です。成長ホルモン補充療法で太るのではないか、という誤解すらあるようです。

治療は三～四歳から始めるのが一般的ですが、早期に必要なこともあります。

副作用として、側彎などが見られることがあります。治療を続けるかどうかは医師（できれば主治医と小児整形外科）とよく相談します。それですぐに補充療法を止めなくてはならないということではありません。また、成長ホルモンは、運動や栄養が不足すると、効果が弱くなるので、治療だけに頼ってはいけません。

**●性ホルモン**

不足すると第二次性徴が顕著にあらわれず、幼児性が残ります。心身の発育が未発達で、認知などの行動面に症状となってあらわれます。性ホルモンの補充は、身体面の発育を促すだけでなく精神面の発育も促します。また、骨密度の低下や動脈硬化を防ぐ働きもあります。

ただし、とくに思春期の男性の場合、性ホルモンを補充すると、衝動性の問題を引き起こしたり、不安定性を増幅させることが危惧《きぐ》されます。そのため一般の人の半量くらいにとどめますが、治療を受ける場合には、行動の自己制御ができるか、支援やケアが十分か、よく検討します。女性では肥満を促進させることがあります。

**●甲状腺ホルモン**

低身長の場合、成長ホルモンのほか甲状腺ホルモンが不足していることがあります。

**側彎症**

背骨が横に曲がってしまう疾患です。彎曲の程度が大きいと、身長の伸びが止まり、腰痛の原因になったり、胸郭《きょうかく》が変形して心肺機能にも影響します。運動療法や装具療法、手術を検討します。

**カルシウム不足**

骨の成長は成長ホルモンが、骨密度は性ホルモンがかかわっています。ホルモンの分泌が不足すると、骨粗鬆症のおそれが出てきます。骨密度を検査し、必要なら補充療法を。逆に不足を心配して摂取過多の場合もあるので、医師に相談します。

## 薬物療法では、精神面に作用する薬の使用は慎重に

向精神薬、食欲抑制薬などが処方されることがあります。薬は症状を軽減させ、生活の質を向上させるためのものです。薬には脳や体に対するさまざまな薬理効果があります。また、主作用と副作用が必ずあります。本当に薬が必要か、その薬や量が適切かどうか、よく考えなくてはなりません。

薬を用いる場合、症状に本当に効果があるのかを確認したうえで使いましょう。副作用についても確認しておきます。向精神薬の不適切な使用によって、行動の問題が増幅されたり徐脈《じょみゃく》や不整脈があらわれた例もあります。心不全の危険もあります。

一種類の薬から始め、適正かどうか、きめ細かくようすを見ていきます。ＰＷＳでは薬が効きすぎる特性がありますが、個人差もあります。

子どものときは、薬はできるだけ避けたいものです。行動面は親や周囲の働きかけで改善することが多い時期ですから、まずできることを考えてください。

周囲の対応や自己コントロールだけではどうしても手におえない場合には、薬を使うことを考えます。親のほうに行動を薬でコントロールすることに抵抗がある場合、本人のつ

らさをまず考えてみてください。ただし、薬はあくまでも補助であって、同時に食事や運動、睡眠などの生活習慣をととのえ、認知行動療法などの精神心理療法もおこなう必要があります。

また、近年では精神科や診療内科などですぐに薬を処方する傾向があるようです。患者数が増え、一人ひとりの問診をていねいにおこなえないことも一因かもしれません。ＰＷＳの場合、まず医師にＰＷＳのことをよく知ってもらうことも必要です。

食べ物へのこだわりに、食欲抑制薬が使われることもあります。ただ、食欲抑制薬は高度肥満に使ってもリバウンドで効果が上がらないようです。減量のための入院も考え、時間をかけて生活の改善策を工夫するほうが有効です。

## 停留精巣手術とは

通常は胎児のうちに精巣（睾《こう》丸《がん》）が陰嚢《いんのう》内におさまりますが、精巣が太ももの上や腹腔内にとどまったまま降りてこないことがあります。ＰＷＳでは男の子の八〇パーセント以上に見られるという報告もあります。

ゴナドトロピン補充療法の効果は少ないので、外科的手術療法が第一選択です。手術は陰嚢内精巣固定術をおこないます。二歳ごろまでにおこなわれることが多いようです。

手術後にも精巣の位置を確認するための検査は定期的に必要です。

## 認知行動療法で言動を改善していく

実際に生活していくうえで、もっとも悩むのが、行動や人間関係の問題です。周囲が困ることもあるでしょうが、本人がいちばん困っています。本人に「こうしなさい」と言うだけではなく、いっしょに考え、支えながら、改善していくようにします。

認知行動療法は、ものごとにはいろいろな見方があることに気づかせ、本人の認知を変えていく心理療法。心や行動の問題を改善するためには最適な方法です。

まず、望ましくない言動を叱って減らすのではなく、望ましい言動をほめて増やすことが基本です。「積極的行動支援」の考え方です。制止する必要があるときは、短い言葉ではっきり言います。そして見通しをもたせたり、改善案を提示します。おしつけず、本人が自分で考え、選択して実行するようなかたちで提案します。

目標はあまり高く設定せず、ほんの少しがんばれば到達できるくらいにします。「スモールステップ」という考え方です。たとえば減らす体重もほんの少しにして、ひんぱんに評価します。目標に達したら、ごほうびをもらえるようにします。これは「トークンシステム」といいます。達成感は続けるための大きな励みになるでしょう。

**できごと**　学校で友達と言い争いをした

だれでも、ちょっとしたトラブルになることはあります。それをどうとらえ、どう感じ、行動するかがポイントです

**認知（考え方）**　私の言うことを聞いてくれない。私が嫌いなんだ

ものごとの悪い面しか見ていません。よい面を無視するか、重視していません。その代わりにささいなことを大きくふくらませます。ほかの人の気持ちに悪意を想像します

**被害者意識やネガティブな想像にとらわれていないかを見つけ出すことから始める**

**感情**　寂しく、悲しい。怒りも感じる

自分の悪い想像が正しいと思いこんでいるので、マイナスの感情しかわいてきません。感情を表現する言葉が乏しいので、さまざまな感情を表現する言葉を教える必要もあります

**行動**　だれとも口をきかないことに決めた

孤立してしまいますが、それは自分の考えからきたことに気づきません

## 不安を少なくして、自信をとりもどす

言動は本人にとっての真実に基づいているのですが、認知がズレているため、周囲には理解されにくいことが多くあります。本人にはわけもわからず、自分の行動や言葉を否定されたり、想像と違うことが起こるのですから、不安に襲われたりパニックに陥ったりします。

自分を否定されつづけると、やがて自己嫌悪に陥ってしまうでしょう。自信をなくし、ものごとを素直に受け入れられなくなります。

自信をもたせるには本人のよい面を認めることが必要です。自信を回復し、自分で自分をほめられるように。

いっぽう、不安を払拭するために、正しい情報を増やします。適正な認知に基づく情報を得ることは本人にはむずかしいので、周囲の支えが必要です。

**不安の方程式**

$$\text{不安} = \frac{\text{リスク（risk）}}{\text{資源（resource）}}$$

不安は資源となる情報が多いほど小さくなります。正しい知識、治療とケアの方法、周囲の理解と支え、どんな人と会ったか、などが資源となります。

## 本人はつねに不安をかかえています

周囲は自分を理解してくれない
ほかの人がなんでこんなことを言うのかわからない
計画どおりにことが進まない
すぐに疲れてしまう
また怒られるんじゃないか
今日の食事がきちんととれないんじゃないか

## 周囲の対応

**見つける**

小さなことでもよいので、本人なりのよい面を見るようにします。
なにかルール違反をしたときは、きちんと伝えます。そのことについて本人が事実を話したら、否定せずよく聞きます。

**ほめる**

話をしたことじたいをほめます。「よく話してくれたね。本当はいい子なんだよね」
マニュアルのように口先だけでほめても、かならず感じとってしまいます。ほめるときは、心から信じたことを、そのまま口に出せばいいのです。

**ごほうびも ひとつの方法**

ほめる気持ちをかたちとしてあらわすのも有効です。ただしPWSでは食べ物を報酬には使えません。かわいいシールをノートに貼り、1ページたまったら新しいTシャツを買うなどといった方法は達成感を得られるでしょう。いっしょに映画に出掛けるなど、かたちのないものでもごほうびになります。

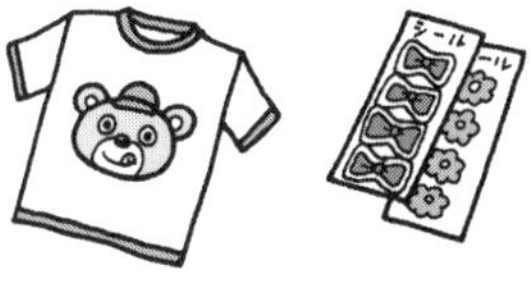

## 怒りの気持ちをコントロールできるようにする

欲求不満や怒りの感情への耐性は高くありません。感情に押し流されてしまい、なにも考えられず、周囲の制止や忠告の言葉も耳に入りません。エスカレートしやすく、かんしゃくや攻撃、自傷に至ることもあります。

こうした感情が起こりやすい、過剰な刺激を避けるようにします。たとえば、親族の集まり、ショッピングモール、スーパーマーケットなどに行くときは、イライラしていないかなど感情の変化に注意します。

怒りが止められないときは、周囲は冷静さが必要です。話題を変えるか、その場から離れる、状況を限定するなど、遺恨を残さないような終結にします。

穏やかなときに、怒りのコントロール法を説明します。親や周囲が一緒におこない、できたらほめます。

### 自分の気持ちに気づかせる

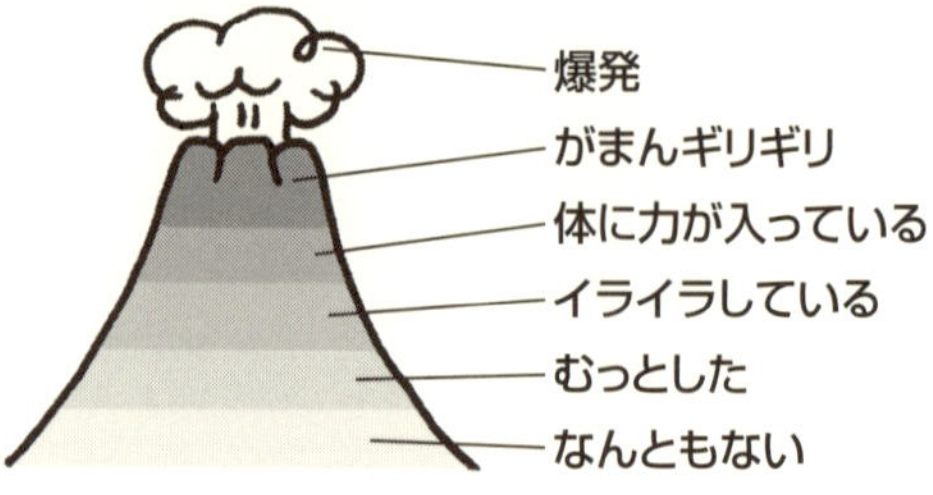
爆発
がまんギリギリ
体に力が入っている
イライラしている
むっとした
なんともない

客観的に気持ちをとらえる練習をする。自分は火山のどこにいるのか、考えさせる。途中で気持ちが収まったり考えを変えられたら、たっぷりほめよう。

ポール・スタラード著、下山晴彦訳『子どもと若者のための認知行動療法ガイドブック』（金剛出版）を参考に改変

## 周囲の対応のポイント

一日のスタートのときに、その日の目標を決め、書いておく。最高3つまで。スモールステップで達成感が得られるようにする。

怒りを感じたときどうするか決めておく。頭を冷やす避難場所や、まず深呼吸をするなどの対応法を決め、練習しておく。その行動に移るためのキーワードを決めておくとよい。

怒りの感情を客観的に見る練習をする（右ページ参照）。

怒りがコントロールできたときや、よいことをしたときは、ほめる。ごほうびも。

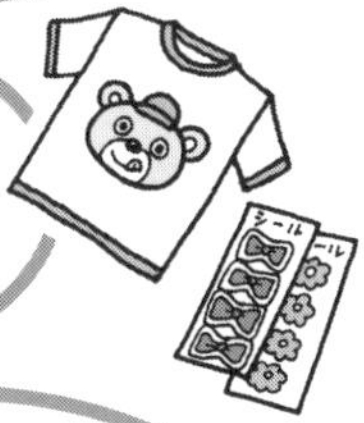


できそうもない約束をしない。本人は自信を失う。

怒りがコントロールできないときも、説き伏せようとしない。「あと1回」などと枠を決めて終結させる（P98参照）。

周囲は、説明や態度、言動に一貫性をもたせるように努める。以前と今回、あるいは人によって違いがないように。不信感は怒りのもと。

## 柔軟に対応できるように、視覚情報を活用する

予定の変更が受け入れられず、そのことから怒りやパニックにつながることがあります。根底には予定が変わることへの不安があります。親や周囲にとっては簡単なことでも、本人は急な変更が苦手なのだと理解してください。

行動や活動の計画はいっしょに立て、変更は早めに伝えるように。図や写真などで、時間の流れも含め視覚的に確認できるようにすると、受け入れやすくなります。

ただ、急に変更しなくてはならないこともあります。本人に話すときは穏やかに。あわてたようすや周囲の不安は本人に伝わります。絵や図、文字を書いて確かめられるよう、いつも手帳を持ち歩くとよいでしょう。

変更に柔軟な対応ができたときは、ほめます。

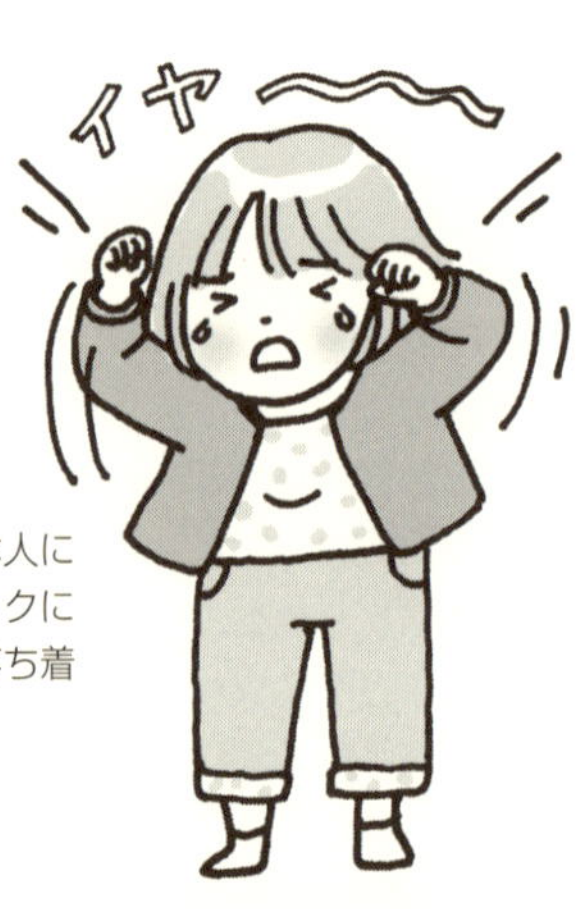


まわりがあわてると本人に空気が伝わり、パニックになることも。変更は落ち着いて説明する

## 周囲の対応のポイント

一日のスタートのときに、その日のスケジュールを確認する

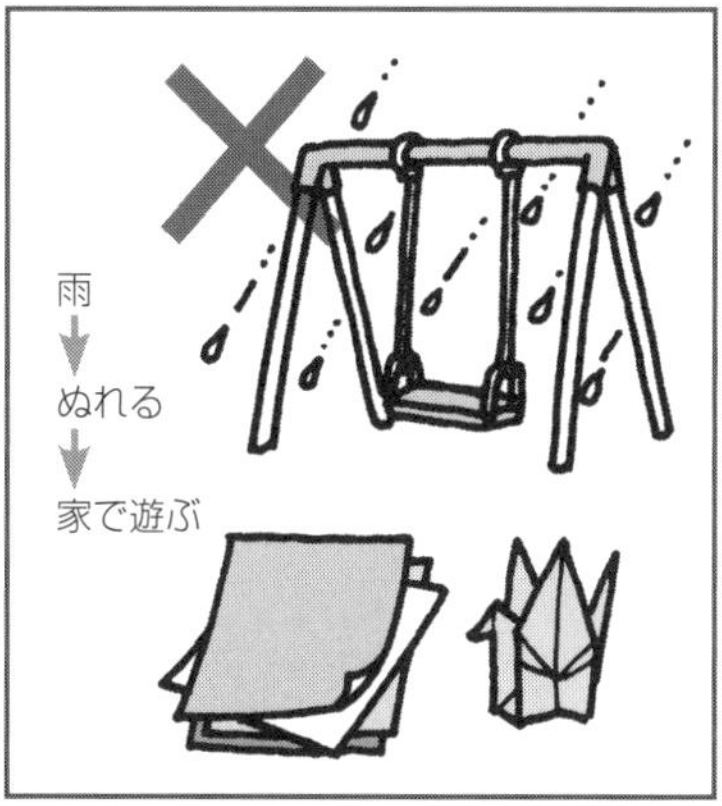


変更点は早めに伝える

今日は雨がふっています
公園には行けません
家で折り紙をしますか

時間の流れを含め、図で示すほうがよい

なにができるか、できないかを明確に伝える

作業やスケジュールには、同一性や一貫性をもたせる

作業や課題は細かく分割して、順序を示す

不満を言いはじめたら、本人がのってくるような話題に変える

じょうずに対応できたらほめる

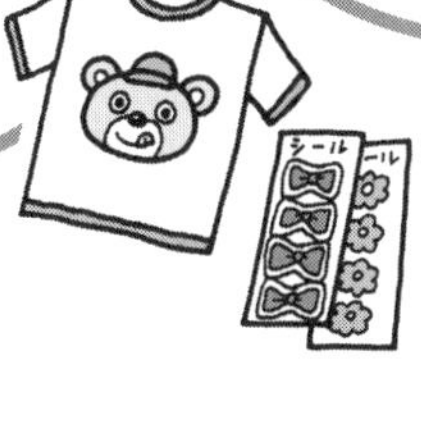

## ■「がんこのもと」を無理にはがさない

ひとつの考えが頭に貼りついたようになると、ほかの情報がまったく入らなくなります。なにかに疑問をもったときも、そのことばかり考えたり、論争が始まると話題が転換できなかったりします。

予定の変更が受け入れられないのと同様、ひとつのことから次のことへ柔軟に対応できないためです。時間をかけないと頭のなかが整理できません。うまく整理できずパニックに陥ることもあります。そうした混乱や不安から、がんこに固執するのです。

周囲は、その特性を理解したうえで、必要なことを少しずつ伝えるようにします。貼りついている「がんこのもと」を力ずくではがそうとしても無理でしょう。あまり先のことまでいっぺんに言わないことも大切です。

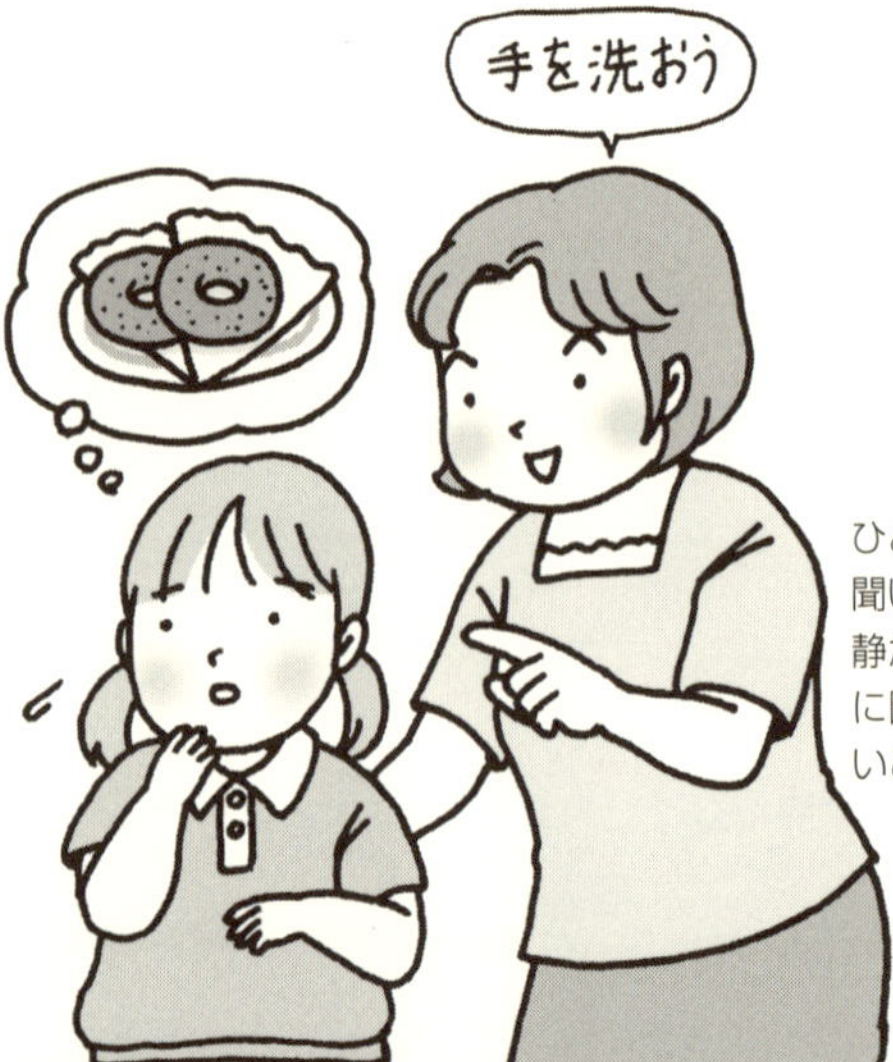


ひとつずつ指示する。聞いていないときは、静かにくり返す。順番に図で示したほうがいいこともある

## 周囲の対応のポイント

こちらが言ったことを反復させる。何度かくり返すうち、頭に入ることが多い

視覚的に見せる
（P115参照）

力ずくや最後通《つう》牒《ちょう》的な言い方は避ける

がんこに言い張ることを、ときには無視する

ころあいを見計らって、スケジュールの枠を示す
（「あと2回言うね。そうしたら次の話題に移ります。さあこれが1回目よ～」）

終わらせるのがむずかしいことは、食事前の枠にする
（「ご飯の時間までよ」）

指示はひとつずつ出す（右ページ参照）

## 友達や周囲の人との間にあるルールをまなぶ

愛情をほしがり、友情が重要だと知ってはいるのですが、人間関係がうまくつくれません。状況判断が苦手で自己中心的なのが、PWSの特性です。

最初は大人がつきそい、本人の言葉や行動を補足したり、友達の気持ちに気づかせたりして、じょじょに人間関係をつくれるようにします。ゲームのように、興味をもって楽しくできる場を設けるとよいでしょう。

トラブルを起こし、本人に「もうしないように」と言うとき、二度としないと約束はさせないほうがいいでしょう。トラブルはわざと起こしたのではありません。そのため約束する意味が理解できず、同じ局面を迎えることになりがちです。そのとき約束は破られたことになり、自信喪失や不信感につながるおそれがあります。

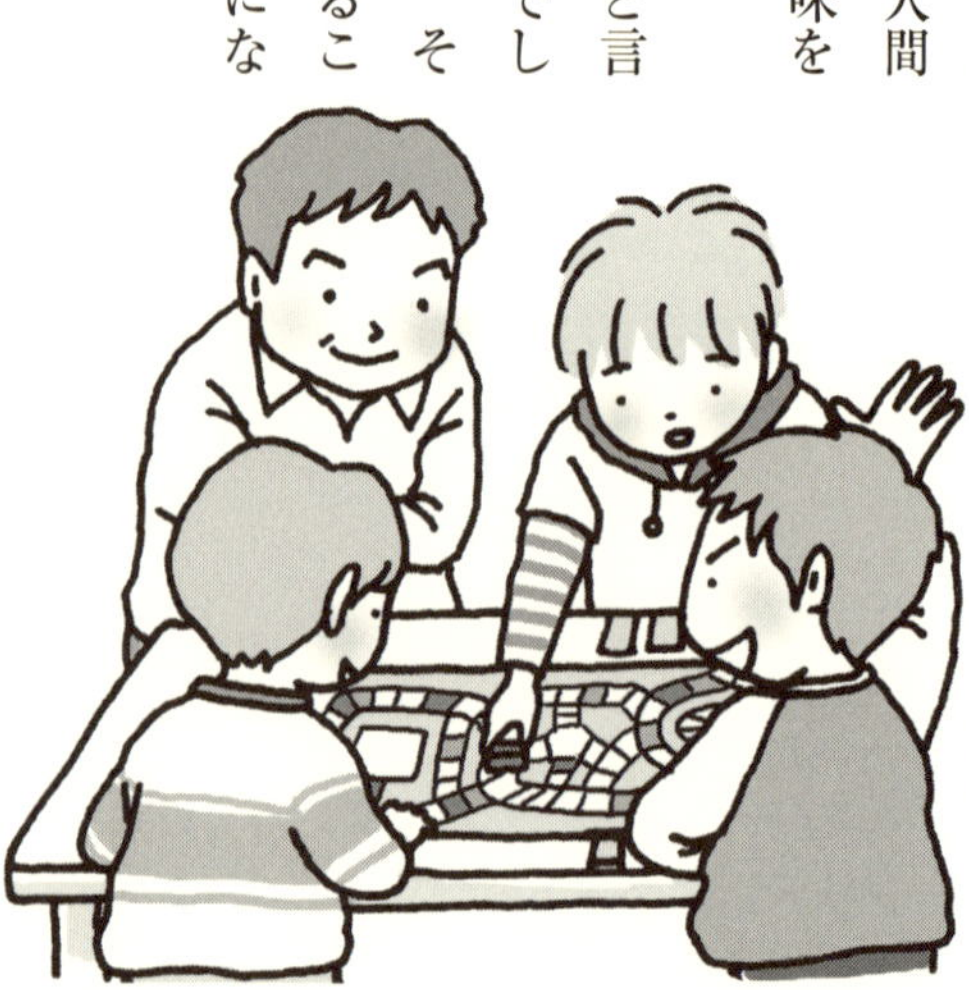

ゲームでは順番を守ることや、負けても怒らないほうがえらいことを伝える。大人がつきそう

## 周囲の対応のポイント

友達の気持ちに
気づかせる

絵を使って1対1で練習する

「どんなときの顔かな」

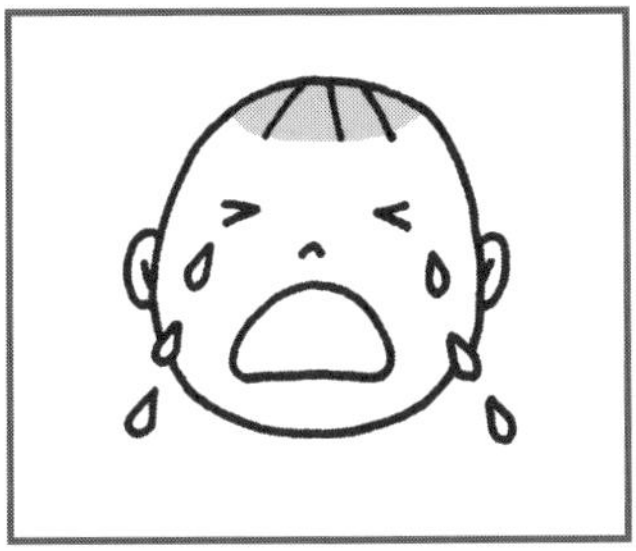

怒りのコントロール法を
練習する（P112参照）

外出は計画的にする。時間
はなるべく短くするほうが
疲れない。変更や疲れは怒
りに結びつきやすい

社会のルール（分け合うこ
と、順番など）を教える。
その場で説明する。ロール
プレイもよい

できるまでには時間がかか
る。できなくてもあきらめ
ず、くり返しくり返し教えつ
づけることが重要

援助者がつく。子どもだけで
解決できないことが多い

ありがとう、ごめんなさいと
いう言葉を教える。必要なと
きに言えるように指導する

ときには小グループ
や、ひとりでいるほう
がいいこともある

## 「魔法の言葉」を決めておく

食べ物に手が出てしまいそうなとき、怒りの感情に翻弄《ほんろう》されそうなとき、本人の心のなかには葛藤があります。

自分の欲望をおしとどめ、コントロールするために、きっかけとなるキーワードに「魔法の言葉」があります。短くわかりやすい言葉を本人に決めさせます。苦しい状況になったら、その言葉が言えるように、ふだんから練習します。

また、本当に困ったときには、周囲に相談することは、はずかしいことではないと伝えておきます。自立している人とは、相談ができる人でもあるのです。

子どもに説明する例（紙しばい風に）

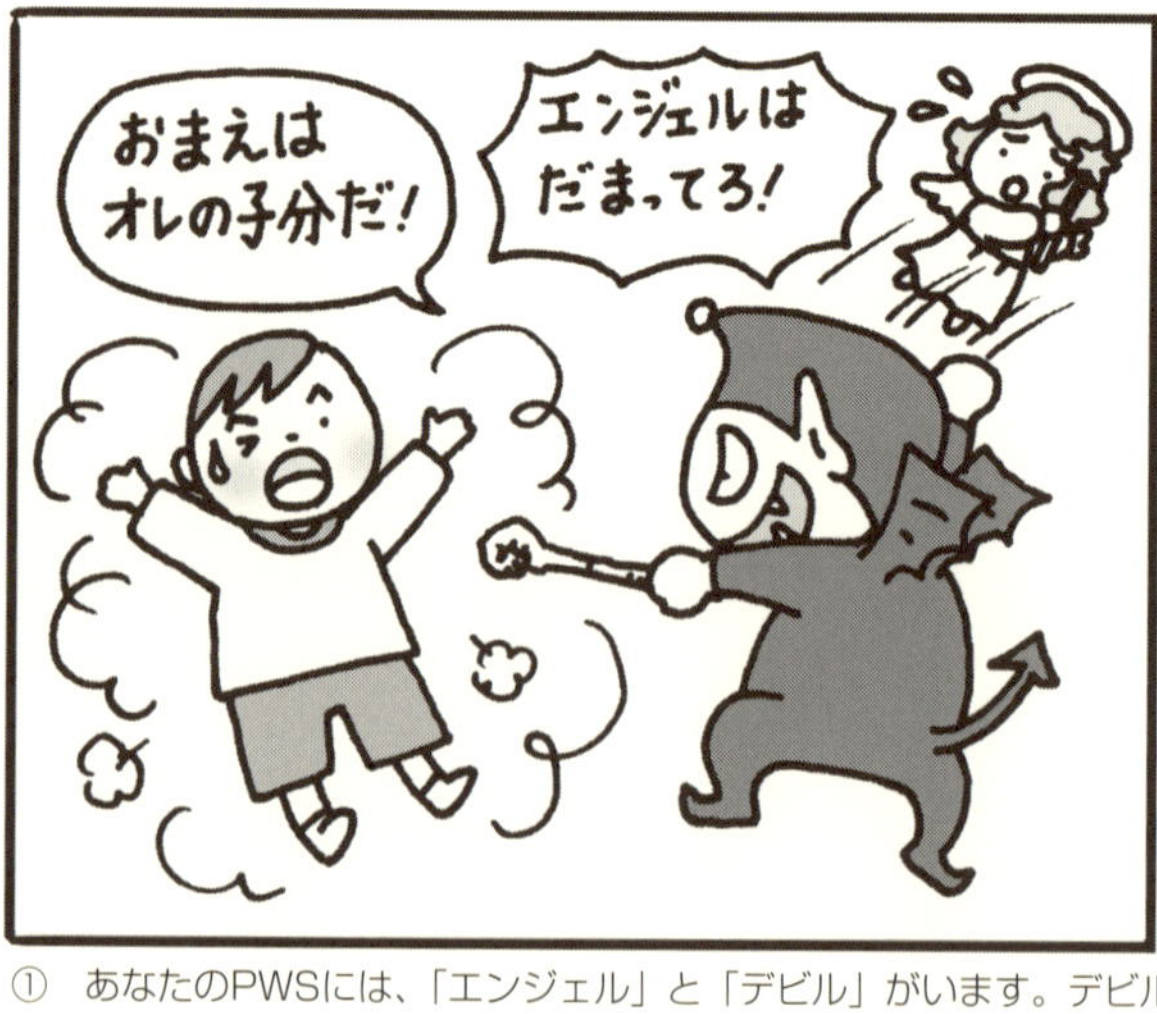
エンジェルは
だまってろ！
おまえは
オレの子分だ！

① あなたのPWSには、「エンジェル」と「デビル」がいます。デビルがのさばってくると、エンジェルは小さくなってしまいます。

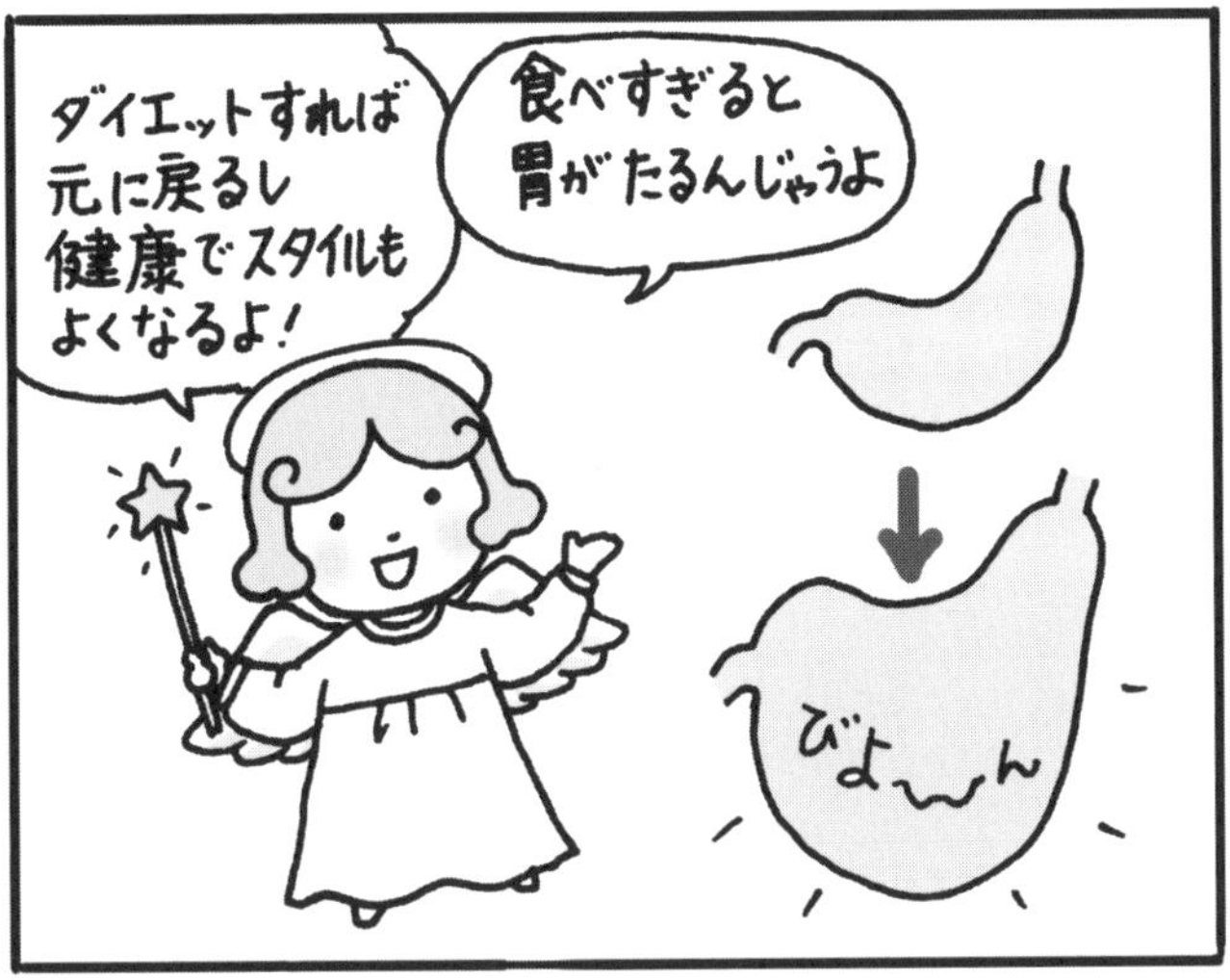
ダイエットすれば
元に戻るし
健康でスタイルも
よくなるよ!
食べすぎると
胃がたるんじゃうよ
びよ〜ん

② エンジェルはいいことを言ってくれます。「食べすぎると胃がビヨーンとたるんでくるよ」「困ったら相談しよう」

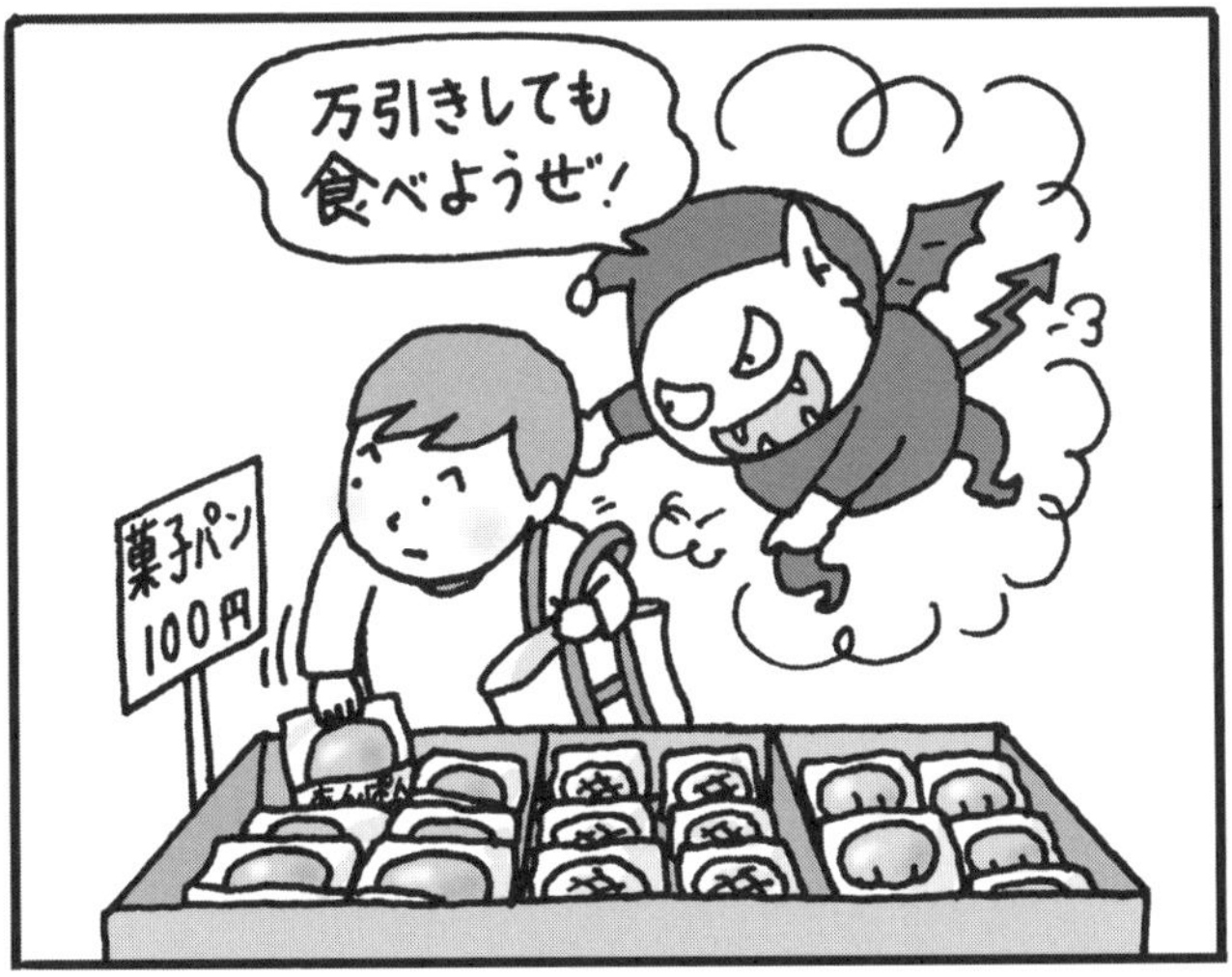
万引きしても
食べようぜ!
菓子パン
100円

③ デビルはあなたにささやいて、悪いことをさせようとします。

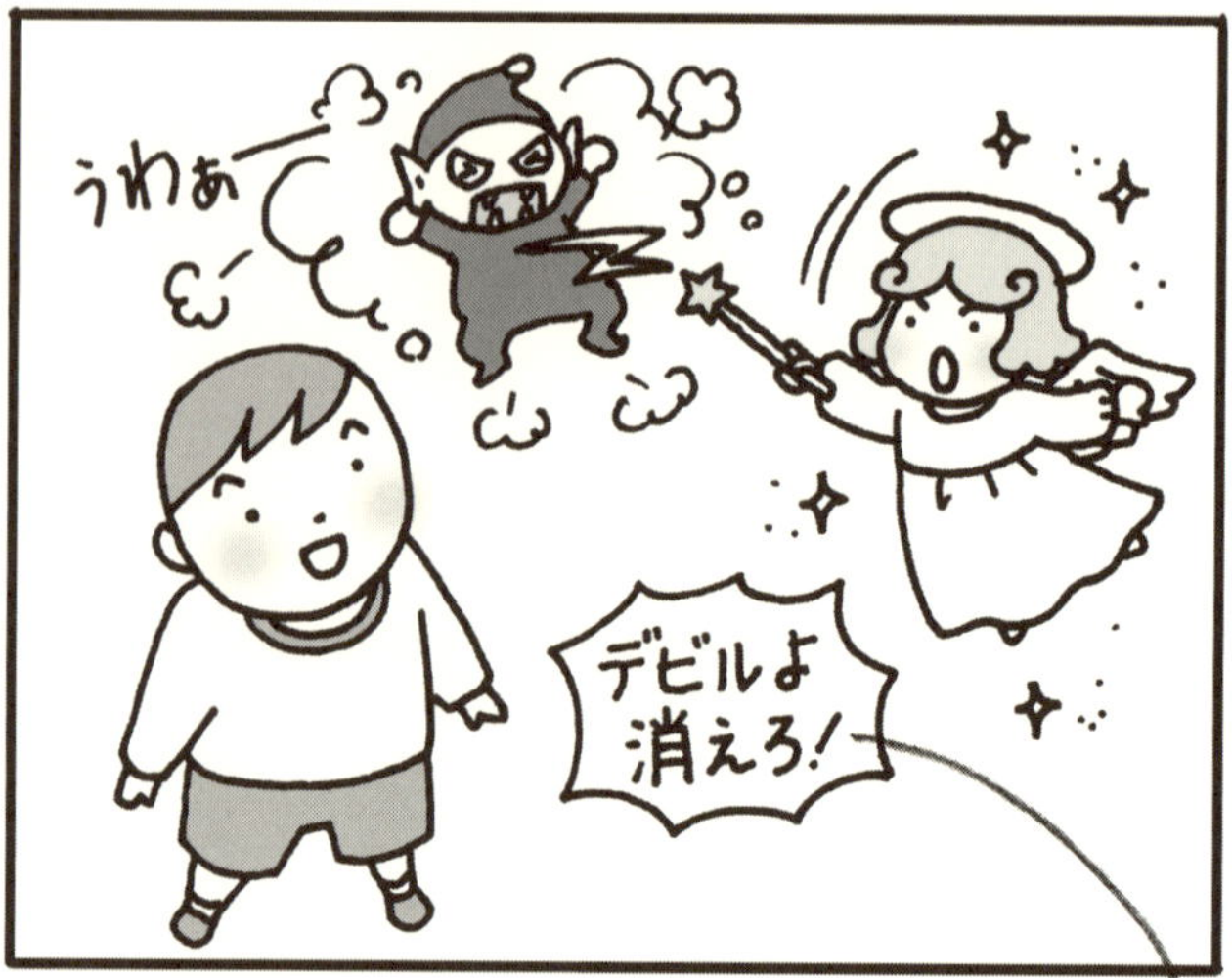


④　デビルは甘いワナでさそうけど、負けるものか！　魔法の言葉でストップをかけよう！

**こんな言葉が「魔法の言葉」**

**デビル出るな！**

**○○（ペットの名前）が泣くぞ！**

**食べたら太るぞ！**

**魔法の杖のパワーを見ろ！**

**私にはできる！**

**○○（友達や大切な人の名前）が見てるぞ！**

# 第6章

◎

# 運動と食事の工夫で太りすぎを改善する

肥満の問題は、大人になっても、
気を抜いてはいけません。

## PWSという病名をいつ本人に告げるか

本人はほかの人と少々違うところがあるとは感じていますが、理由がわからず不安も感じています。なぜ食事制限や苦手な運動をするのかわからず、不満や被害者意識をもってしまいます。そうした点から、ＰＷＳの診断名を告げて説明してあげることは必要です。

このとき「病気」と言うと格好の言い訳にするので、ＰＷＳという特性（または体質）だと説明します。親や医師など信頼できる人が適任です。伝える時期は、個人差が大きいので、いちがいには言えません。周囲のアドバイスに耳を傾けられ、自分で考えられる時期が目安です。迷うようなら、かかりつけ医に相談してもよいでしょう。

自己理解を、動機づけにつなげます。自分が悪い人間でないとわかり安心した、という人もいます。食事制限や運動をする意味が理解できるでしょう。そのうえで、今後の対策を考えます。計画を立てるとき本人を加えると、意欲をもってとりくむことがあります。

しかし診断名やその対処法を理解するのは容易ではありません。こだわりの強い人は一部に固執しやすいので、説明の是非、時期、内容をよく検討する必要があります。親がＰＷＳについてよく理解していなければ、本人への告知は見合わせたほうがいいでしょう。

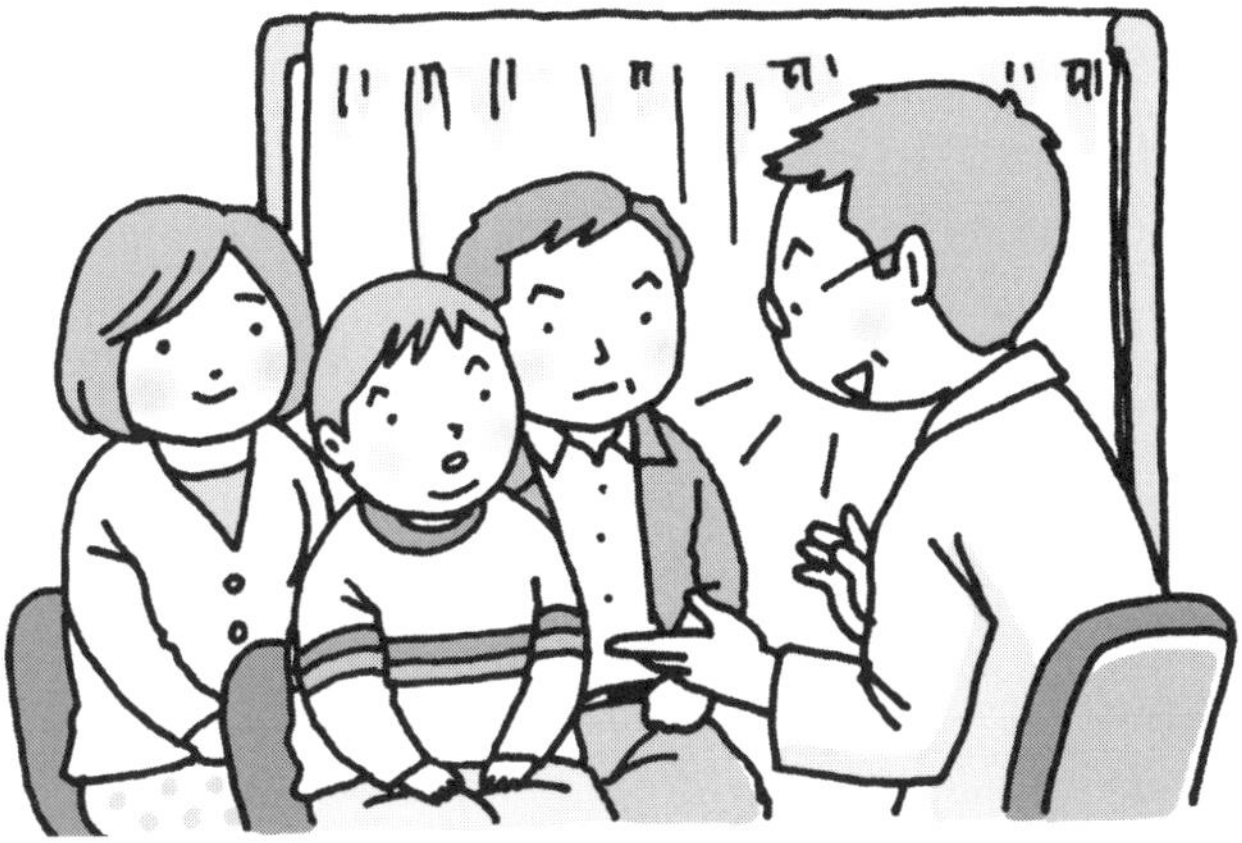

家族が同席して、医師から伝えてもらう方法もある。その後、必要と思われることを家族が補足する

## 本人に伝えること

PWSであること
PWSについての説明
病気ではなく、特性または体質であると伝える。まずよい点、次に苦手な点を
いままでのこと（または、いまのこと）
　どういうことに困ったか
　そのときどうしたらよいか
　いま、なにができるか

↓

本人が大切な人であることを伝える
　ひとりではないこと
　困ったときは助けるから、両親や先生に相談すべきであること

## 散歩、水泳……体を動かす

体重の管理のためだけでなく、筋肉を増やしたり、全身のバランスをとるためにも、運動は必要です。たとえ成長ホルモン補充療法をおこなっていても、運動をしないと効果は得られません。一日に最低一時間は運動をすることをおすすめします。

少しでも筋肉がつけば、体を自由に動かせる楽しさを実感できるでしょう。

自信がつくという効用もあります。自分をコントロールする力にもつながります。

本人に苦手意識があったら、トレーニング的なものではなく、ダンスなど楽しくできるもののほうが長続きします。親子でおこなえば、コミュニケーションの一助にもなるでしょう。

**テレビやテレビゲームに費やす時間と肥満の関係**

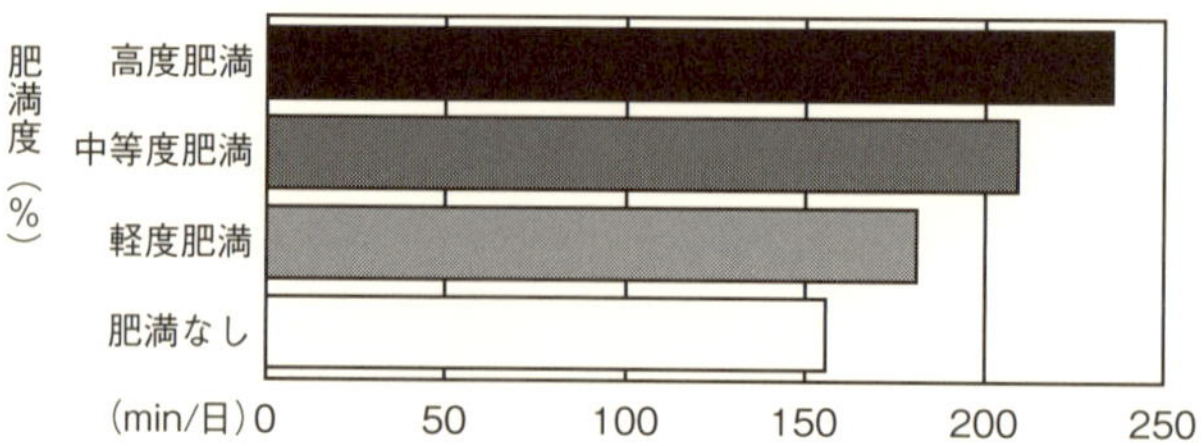


楽なので、つい長時間座って遊ぶようになる。日頃からなるべく体を動かす生活を心掛ける

大國真彦ほか「子ども達がテレビ等の視聴、ファミコン等で遊んでいる実態と肥満との関係調査成績：日児誌99」より一部改変

## 背景にある特性を知っておく

筋肉の量が少ない（動きにくく、疲れやすく、ころびやすい）
肥満（体が自由に動かない。ひざなど関節に負担がかかる）
楽しい経験をする機会が乏しい
スタミナがない（疲れやすい）
ケガをしても気がつかない

## 楽しめる運動を

**道具をとりいれる**
ボール、縄、フライングディスクなど。新聞紙、棒、布など身近なものでもいい

**散歩**
最初は短時間から。親子でいっしょにおこなうことがおすすめ

**水泳**
筋肉量が少ないので、浮きやすい。全身運動のうえ、エネルギー消費も効率がいい

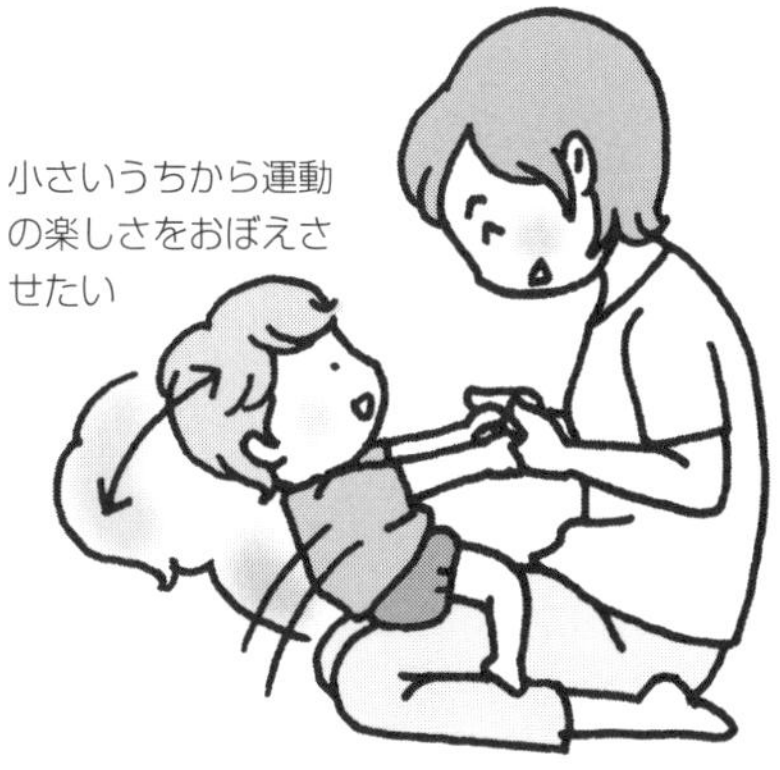
小さいうちから運動の楽しさをおぼえさせたい

## 栄養を減らさずエネルギーだけを減らす

ＰＷＳの人にとって食事は最高の楽しみ。制限や禁止ばかりでは反発を招き、逆効果になってしまいます。

重要なのはエネルギーを減らすこと。これは単に品数を減らすということではありません。必要な栄養がとれなくなってしまうからです。そのためには、ご飯一杯、食パン一枚など、食品のおおよそのエネルギー量を把握しておくとよいでしょう。

母親は、食事作りをあまりにがんばってしまうと、長続きしません。日常の食事作りのなかでできるように工夫します。わからなければ、病院や療育センター、保健所などの管理栄養士に相談するとよいでしょう。

もっとも注意したいのは甘い味です。食べ物だけでなく、シロップの入った甘い薬も要注意です。

**食べるときの工夫（例）**

- 見た目の量は減らさない
- パンに、なにもつけない
- サラダに、なにもかけない
- 温かいものは温かいうちに
- 冷たいものはよく冷やして
- 一人分ずつ盛りわける
- 皿や食器を工夫して楽しく
- 一日三食、食卓で食べる
- 飲み物は、牛乳以外はノーカロリーのものにする

## 食品の目安

**控えよう**

動物の脂、甘いもの、ファストフード

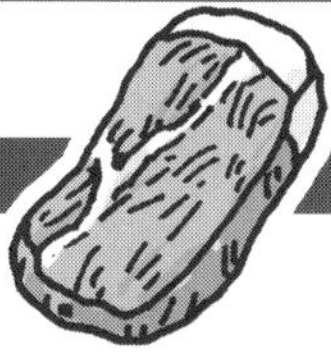

**週1～2回にしよう**

牛肉、卵、豚肉

**毎日食べてもいいが量に注意**

魚
牛乳、ヨーグルト
鶏肉（皮は除く）
植物油（できるだけオリーブ油を）
野菜
大豆、豆類
果物
ご飯、めん類、パスタ、パン、シリアルなど

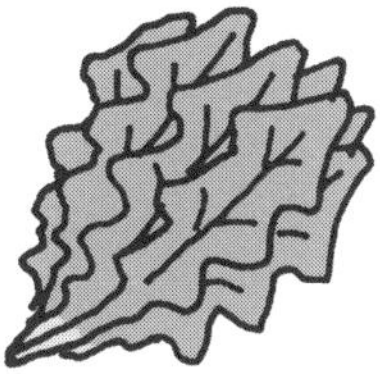

## おやつの目安

・果物、ヨーグルト、低エネルギーのもののなかから１品を
・甘みの強い食品や、油を使ったものは避ける
・低エネルギーの砂糖を使った手作りおやつもよい
・１日の食事全体のエネルギー量を見て調整する

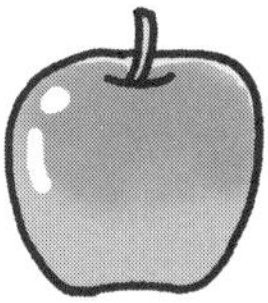

## なにをどれだけ食べればよいのか

食品を選ぶときは、種類と量を考えます。種類は食品を四群に分類した、それぞれのグループから選ぶようにします。

エネルギーは身長一センチメートルあたり一〇キロカロリーが目安。減量のためには成人でも一日一〇〇〇～一二〇〇キロカロリーが適当です。体重の増減を見て、エネルギー量を決めます。

厚生労働省・農林水産省が策定した「食事バランスガイド」を参考にしてもよいでしょう。

**1200kcalの場合**

穀物、砂糖、油脂で …………480kcal
乳・乳製品、卵で …………240kcal
魚介、肉、豆・豆製品で ……240kcal
野菜、きのこ、果物などで …240kcal

| ●乳・乳製品、卵 | |
|---|---|
| 牛乳1カップ(206g) | 138kcal |
| ヨーグルト無糖1カップ(130g) | 81kcal |
| パルメザンチーズ大さじ1杯(6g) | 29kcal |
| プロセスチーズ1枚(25g) | 85kcal |
| うずら卵1個(10g) | 16kcal |
| 卵Mサイズ1個(60g) | 77kcal |

| ●穀物、砂糖、油脂 | |
|---|---|
| 精白米1ぜん(130g) | 218kcal |
| 食パン1枚(60g) | 158kcal |
| そば・ゆで1玉(170g) | 224kcal |
| 中華めん・ゆで1玉(200g) | 298kcal |
| スパゲッティ(100g) | 378kcal |
| もち1個(50g) | 118kcal |
| 上白糖大さじ1杯(9g) | 35kcal |
| オリーブ油大さじ1杯(12g) | 111kcal |

### ●野菜、きのこ、海藻、いも、果物

西洋かぼちゃ生(150g) …123kcal
キャベツ生・せん切り(50g) 12kcal
きゅうり生1本(100g) ……14kcal
たまねぎ生1個(250g) ……87kcal
トマト生1個(180g) ………33kcal
にんじん生1/2本(60g) ……22kcal
ブロッコリー生1株(250g) 41kcal
ほうれんそう生1わ(250g) 45kcal
りょくとうもやし生(40g) ……5kcal
レタス生1/2個(225g)……27kccal
しらたき1/2玉(100g) ………6kcal
えのきたけ生1束(110g) …21kcal
エリンギ生1本(40g) …………9kcal
ところてん1本(200g) ………4kcal
さつまいも生1/2本(140g) ……………………………162kcal
さといも生2個(140g) ……70kcal
じゃがいも生1個(150g) …103kcal
いちご生1/2パック(190g) 63kcal
みかん生1個(90g) …………31kcal
バナナ生1本(150g) ………77kcal
ぶどう生1房(110g) ………55kcal
りんご生1個(250g) ………115kcal

### ●魚介、肉、豆

まあじ開き干し1枚(110g) ……………………………121kcal
まいわし生1尾(90g) ………98kcal
まだい刺身5切れ(40g) ……57kcal
くろまぐろ刺身5切れ(65g) 81kcal
大正えび生1尾(30g) ………13kcal
するめいか生・小1ぱい(160g) ……………………………106kcal
まだこ生・足1本(150g) …114kcal
さつま揚げ1枚(50g) ………70kcal
和牛ヒレ生(45g) …………100kcal
ぶたロース生・薄切り1枚(20g) ……………………………53kcal
若鶏むね皮付き生(40g) ……76kcal
若鶏ささ身生・1本(30g) ……30kcal
ロースハム1枚(17g) ………33kcal
絹ごし豆腐1/2丁(135g) 125kcal
糸引き納豆1パック(90g) 180kcal

香川芳子監修『ダイジェスト版 五訂 食品成分表』(女子栄養大学出版部)より一部改変(P134も同)

## ■「特別」にすることで心を満たす

食事に関していつも不満をもっています。とくに量はおおいに不満です。その不満を減らす工夫をしましょう。

食事はメンタルな行動です。たとえば、やけ食いもメンタルな行動のひとつです。ストレスから摂食障害に至ることもあります。まるで心の寂しさを食べ物で埋めようとするかのようです。

つまり、心で満足することがとても大事なのです。たとえば「○○ちゃん、あなただけのご飯よ」と特別な感じを演出して渡すなど。いつなにを食べるかを明確にして、楽しく食べるようにします。

**食べ物の話をするだけでもいい**

つねに食べ物のことが頭にあるのに、食べてはいけないと制限されるのは、本当につらいことです。食べる量が少ないことが最大のストレスになりますが、逆に、ストレスがあると発作的に食べてしまうことがあります。

「食べたーい」と口に出すだけでもストレスが減ります。あるいは「食べたいんだよね」と気持ちを代弁するだけでも本人の気が休まることがあります。

## 特別にする工夫の例

- 食べたい気持ちを無視しない
- かさを増やす
- 色数を増やす
- ピクルスやダイエット用ゼリーなどの低エネルギーのつけあわせを添える
- もようのついた食器や盆などを用意する

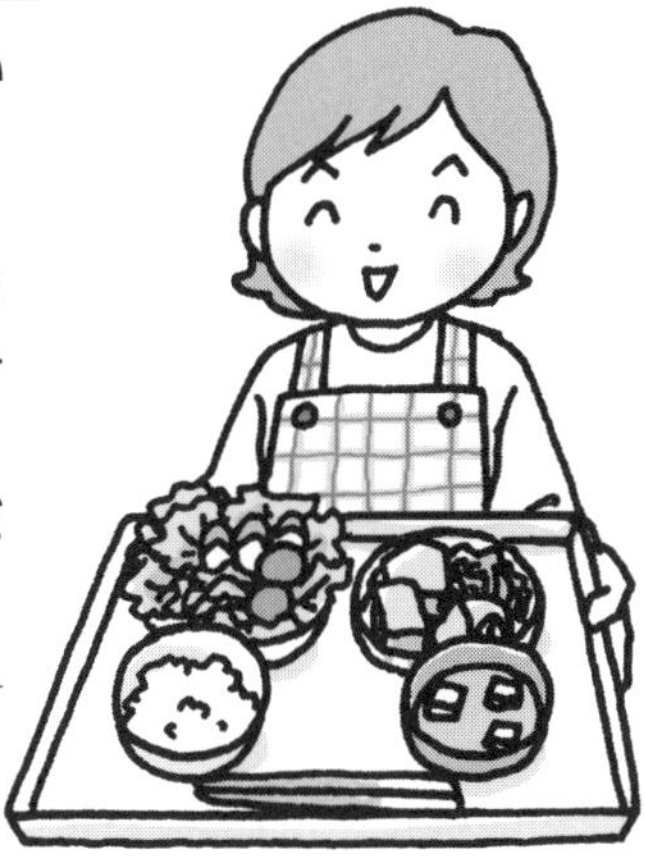

食器や盆を小さめにすると大盛りに見える

## 食事への不満・不安点

- 今日はきちんと食事がとれるのだろうか
- いつもより食事の時間が遅い
- 自分だけ、食事の量が少ない（と思い込む）
- 全部をひとりじめできない
- まだ食事はできないの？
- だれかが自分の食事をとったのではないか

↓

周囲の人には思いもよらないことに不満や不安をもっています。

## 食材を工夫してみよう

エネルギーを減らすためには、なによりも低エネルギーの食品を選ぶことが大切です（130ページ参照）。下記の三種類はその代表です。

ＰＷＳの人は量が少ないことに不満をもちますから、葉野菜のようなかさばる食材を使うことも有効です。市販のダイエット用の食品にも、使用できるものがあります。

成長期には三大栄養素（炭水化物、タンパク質、脂肪）が十分に必要であることは忘れないでください。量と栄養素を減らさずエネルギーだけを減らします。

**三種の神器**

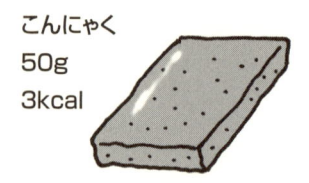

こんにゃく
50g
3kcal

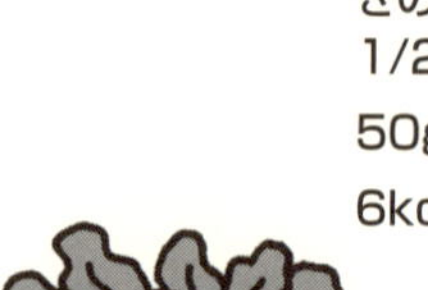

きのこ（しめじ1/2パック）
50g
6kcal



海藻（わかめ）
15g
2kcal

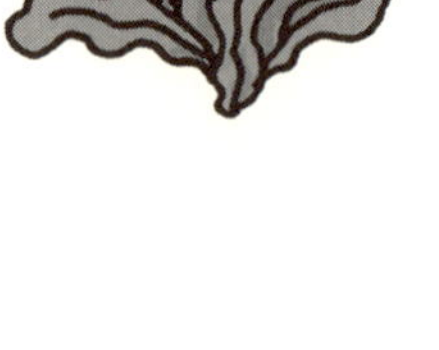

## エネルギーを減らす工夫の例

- 鶏肉はささ身にする
- 鶏肉は皮をはがす
- ひき肉は赤身を使う
- いか、えび、あさりを利用する
- 卵はSサイズを使う
- ヨーグルトは無糖に
- 食物繊維を多く含む食材に
- 野菜は種類を増やす
- 旬の野菜を
- 白米にこんにゃく（マンナン）を混ぜる
- ベーコンより脂肪の少ないハム
- かさばる食材を選ぶ
- 寒天を料理に混ぜる
- 三種の神器を利用する
- ゴボウ、山芋、菊芋などでかさを増やす
- 味は薄めに

## 調理法を工夫してみよう

調理のしかたでエネルギーを減らすことができます。食材がもっている油脂分を落としたり、油を減らした調理法にすることです。揚げるよりも焼く、焼くなら網で、といった工夫が必要です。

ただ、あまりパサパサした食感ではおいしさも損なわれるので、素材を選んだり、味付けで工夫します。

味付けは薄くすることがポイント。濃い味は食が進みます。塩分が多いと高血圧などの生活習慣病に、砂糖は高エネルギーのうえ虫歯の原因になります。だしの味や、酸味、香りを利用します。

### 味付けを薄くする工夫の例

しょうゆは酢やだしで割る
サラダはノンドレッシング
味付けは最後にするとしみこまない
レモンや酢のような酸味を利用する
ごま、のり、ごま油などの風味をつける
ゆずやみつばなどで香りをつける
しいたけや昆布、かつお節など、
うまみのある食材といっしょに調理する

## 調理の工夫の例

肉は蒸す、ゆでる
肉は脂身をとり除く
テフロン加工のフライパンで油減量
野菜は生なら、かさが減らない
油揚げなどは油抜きか下ゆでをする
肉も魚も網焼きで油を落とす
焼く、炒めるよりも電子レンジでチン
フライやカツの衣を薄くするには、
　油を少し吹きかけてオーブンで

## カレールウは高エネルギー

カレーライスは子どもの好きな定番メニューです。でもPWSでは要注意。意外にエネルギーが高いのです。

市販のカレールウは20gで102kcalもあるのです。カレーライスにすると、野菜、肉のほかご飯もあって、なんと１皿1000kcal。１日にカレーライス１皿しか食べられないことになってしまいます。

カレー粉なら大さじ１杯6gで25kcalです。野菜を多めにして手作りしましょう。

## 食生活も楽しくなるような工夫をしてみよう

家族で食卓をかこみ、楽しい会話を交わしながら、ゆっくり食事をしましょう。ただ肥満を心配するだけの食事にならないよう配慮します。PWSの人のための食事は、家族全員の健康に役立ちます。皆で同じものを食べます。

食事の準備に本人がかかわるといいでしょう。テーブルセッティングのような食事に関するお手伝いをしてもらいます。調理の途中で味見を少しさせると、満足度が上がります。

明るく清潔な、目で見て満足できるような食卓を演出しましょう。

### たまにはケーキもいいじゃない

食事の制限ばかりでは、気持ちの上で苦しくなってきます。一年に一度のお誕生日など、ごくたまには、子どもの喜ぶものを食べさせてもよいでしょう。

一日の摂取エネルギーを考え、全体として多くならないよう、食事を工夫します。できれば、手作りケーキにして、ダイエット用の砂糖を使ったり、油やバターを抜いたりします。低カロリーのフルーツゼリーに飾り付けをしても、おいしそうなデザートができます。

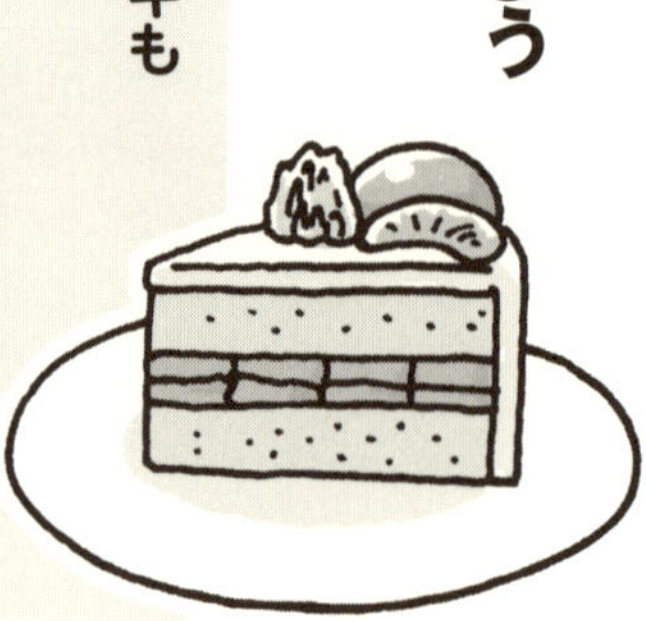

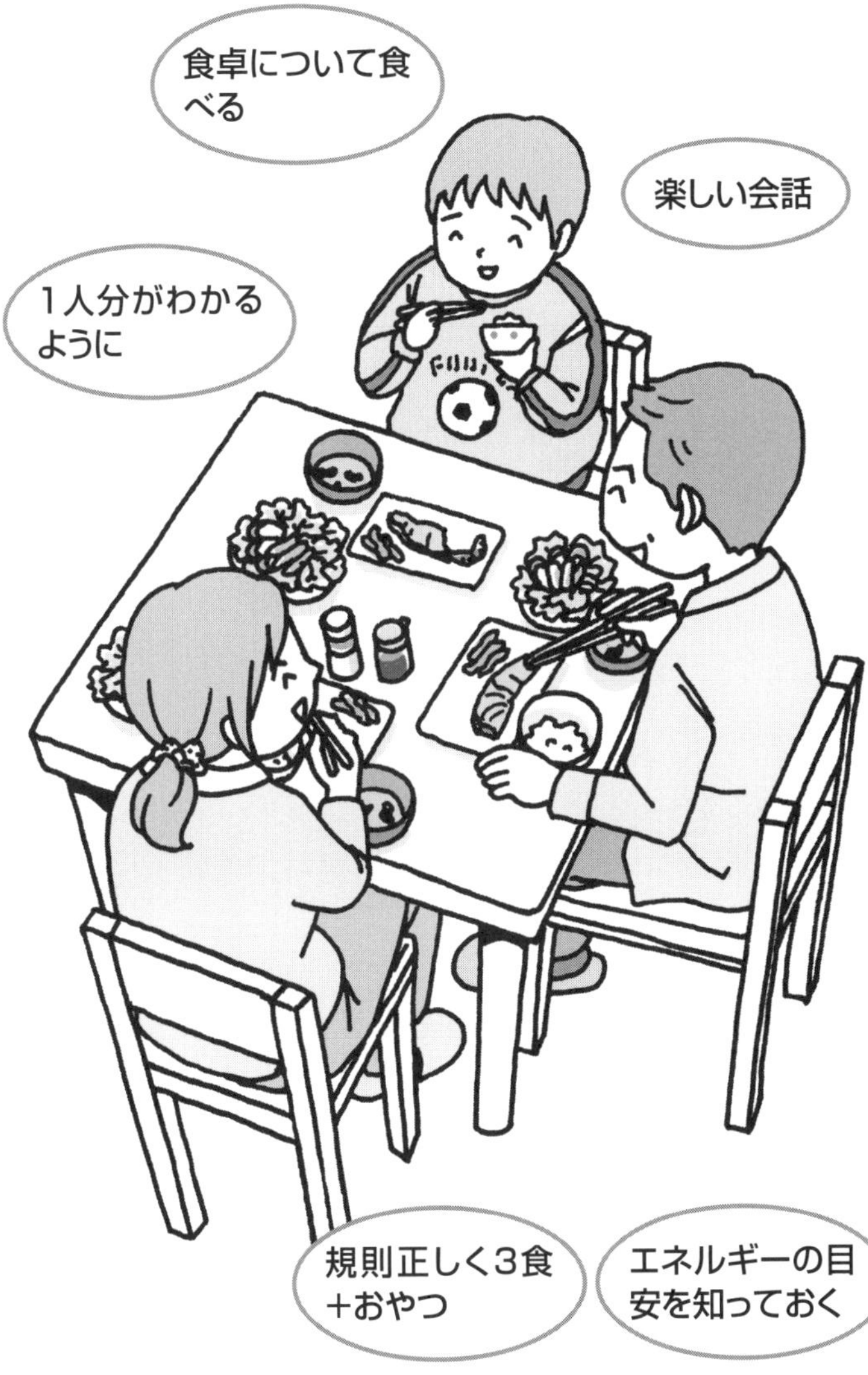
食卓について食べる
楽しい会話
1人分がわかるように
規則正しく3食+おやつ
エネルギーの目安を知っておく

## 大人になっても目を離さないで

理解と愛情を一般の人よりも、ずっと強く求めています。心の根底に不安をかかえていることも一因でしょう。親や周囲は、言葉や行動で愛情を示しつづけます。はっきり言わないと、ＰＷＳの人には通じません。子どもの時期だけでなく、それは一生必要です。

親のように信頼できる人が身近にいると、自分をコントロールしやすくなります。しかし、ひとりになると不安定になり、食べるなど好きなことに走ってしまう傾向があります。大人になってからも、本人にすべてまかせるのではなく、親や周囲の大人が、「食べ物の誘惑からの保護」「適切なかかわり」をする必要があります。

成人期の自立に向けて、左記のようなホームや施設の利用を検討することができます。

**グループホームとケアホーム**

いずれも地域支援住居で、入居者に生活の支援がなされます。主に認知症の高齢者が対象ですが、知的障害、精神障害の人も対象となっています。この二つは支援がどのくらい必要かによって違い、グループホームのほうが軽度の人向きです。

ＰＷＳにはケアホームのほうが向いているようです。ＩＱ九〇くらいでも生活支援が必要な場合があるからです。

## グループホーム、ケアホームを利用する

利用の仕方

| | |
|---|---|
| 相談 | 役所の障害福祉課や地域療育センターなどに、グループホームかケアホームを利用したいと伝える。ホームを紹介してもらう |
| 見学・体験 | ホームに連絡をとり、設備や活動内容、利用者のようすなどを見学しに行く。家族に同行してもらう。体験入所・体験入居を受け付けているところもある |
| 契約 | 家族と相談して利用先を決め、契約を結ぶ。契約前に、入所後の詳細をスタッフに確認。各種保険や福祉制度をどこまで利用できるか、緊急時にどのような対応をとっているか、などを聞くとよい |
| 利用 | ホームでは15歳以上の利用者が少人数で共同生活をしている。生活支援の必要がある人が中心。個室を使える場合が多い。居間があり利用者同士での交流ができるところもある。職員が常駐。利用料が必要。ホームで生活しながら一般企業で就労したり、通所施設で作業をしたりする |

## グループホーム、ケアホーム以外には

**コロニー**……各種施設が集まっている大型施設。最近は作られていない

**知的障害者授産施設**……自宅から通って、施設内で働く

**知的障害者更生施設**……入居して、支援を受けながら生活する。作業はできる範囲でおこなう

**在宅で支援を受ける**……ホームヘルパーやデイサービスを利用しながら、自宅で生活する

## 取材協力

### 日本プラダー・ウィリー症候群協会

本人、家族、関連専門職、多くの支援者とともに、PWSの人の生活の質の向上、社会参加の推進のほか、情報収集・発信、国際的交流・支援にとりくんでいます。発足は2005年。セミナーやワークショップの開催、行政や関連団体への働きかけなど、積極的に活動しています。PWSについての相談全般にも答えています。国際的な団体、IPWSO（国際プラダー・ウィリー症候群支援組織）に日本代表として加盟しています。

NPO法人日本プラダー・ウィリー症候群協会事務局
〒238-0221
神奈川県三浦市三崎町六合243-3
電話/FAX　044-433-6138
http://www.pwsa-japan.org/
e-mail:support@pwsa-japan.org

プラダー・ウィリー症候群《しようこうぐん》
先天性疾患《せんてんせいしつかん》による発達障害《はつたつしようがい》のことがわかる本《ほん》

2009年10月28日　第1刷発行
2021年6月4日　第8刷発行

KODANSHA

監修　長谷川知子（はせがわ・ともこ）
発行者　鈴木 章一
発行所　株式会社講談社
東京都文京区音羽二丁目 12－21
郵便番号 112－8001
電話　編集　03－5395－3560
販売　03－5395－4415
業務　03－5395－3615
印刷所　株式会社新藤慶昌堂
製本所　株式会社若林製本工場
N.D.C. 493 142p 19 cm



ISBN978-4-06-259297-0

【講談社 健康ライブラリー イラスト版】

## 知的障害のことがよくわかる本

監修 有馬正高
東京都立東部療育センター院長

知的障害の子どもとどのように接して、むきあえばよいか。本書は知的障害の原因や特徴から社会支援の利用の仕方まで、イラストでやさしく解説する。知的障害への理解を深めることで不安を解消できる一冊。

1200円

## ダウン症のすべてがわかる本

監修 池田由紀江
筑波大学名誉教授

ダウン症の正しい基礎知識から発達をうながすために重要な早期療育までをイラストでやさしく解説。また日常生活での育ての工夫や合併症への対処の方法などダウン症の子どもを育てる上で欠かせない情報も網羅。

1200円

## ことばの遅れのすべてがわかる本

監修 中川信子
言語聴覚士

ことばの遅れは自閉症・AD／HDのサインとして現れることもある。「他の子よりことばが遅い、病気なの？」と悩むママの不安に答える書。遅れの原因と対応法を詳しく解説。ことばをはぐくむ育て方も紹介。

1200円

## 子どもの発達障害と情緒障害

監修 杉山登志郎
浜松医科大学
児童青年期精神医学講座特任教授

発達障害が注目されるいっぽうで、情緒的な混乱については見過ごされる傾向にある。子どもの発達の問題と、情緒的な混乱の複雑なからみあいを専門医がやさしく解説。子どもへの正しい接し方がわかる一冊。

1200円

## 発達障害の治療法がよくわかる本

監修 宮尾益知
国立成育医療センター
こころの診療部発達心理科医長

心理療法、家族療法、認知行動療法、薬物療法、プレイ・セラピー……。目にみえて効果が上がる17の治療法を紹介した完全ガイド。多くの臨床経験を持つ医師がやさしく解説する。診断名別治療法リスト付き。

1200円

定価は本体価格（税別）です。定価は変更することがあります。